ストレス0!で

内臓脂肪が落ちる食べ方

栗原クリニック 東京・日本橋院長

栗原 毅 監修

Takeshi Kurihara

日本文芸社

ENTS

第1章 内臓脂肪の正体

第2章 すべての原因は内臓脂肪だった！

第3章 ストレス0！で内臓脂肪が落ちる食べ方

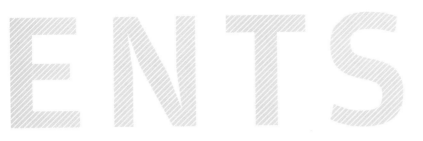

CONT

第1章 内臓脂肪の正体

ぽっこり出てきたお腹が気になり始めたそこのあなた。
そのお腹の正体は、「内臓脂肪」かもしれません。
人は年を重ねるごとに、
脂肪をためやすい体になってしまいます。
また内臓脂肪はほうっておくと、
命を脅かす病気を引き起こす原因にも……。
ただ、内臓脂肪はたまりやすいけど落としやすいのが特徴。
手遅れになる前に、
内臓脂肪が落ちる習慣を身につけましょう。

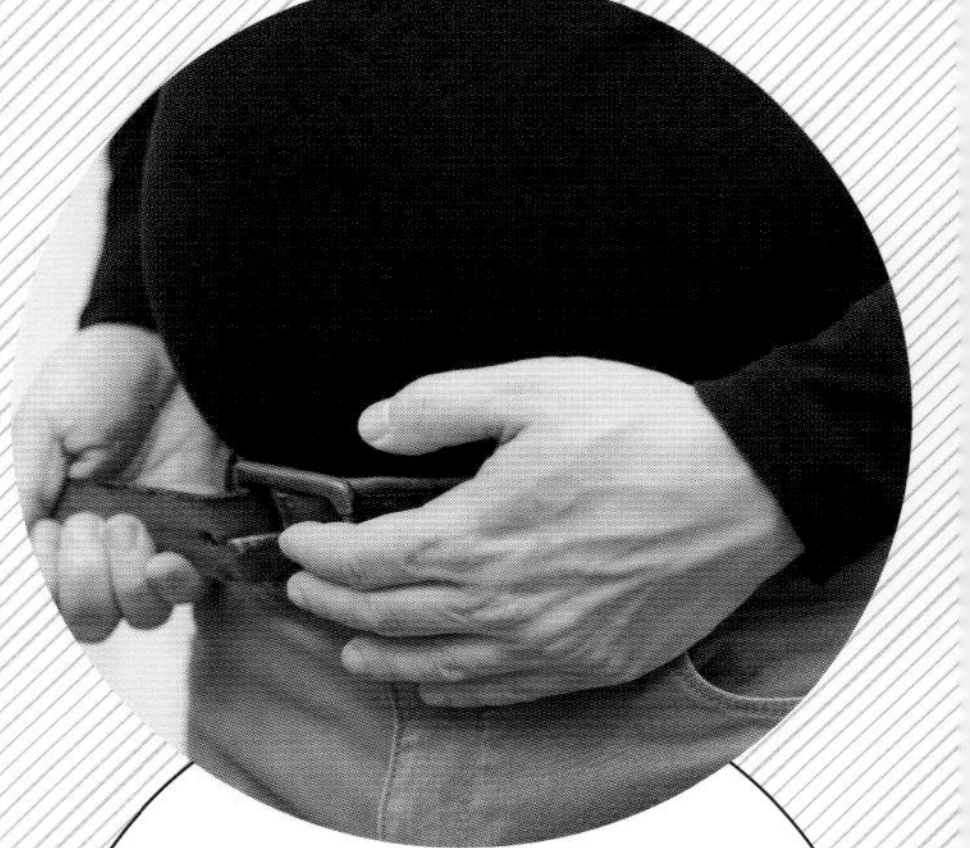

たんぱく質不足だと痩せない!?

脂肪をエネルギーに変える筋肉の材料となるたんぱく質が足りないと痩せられない。

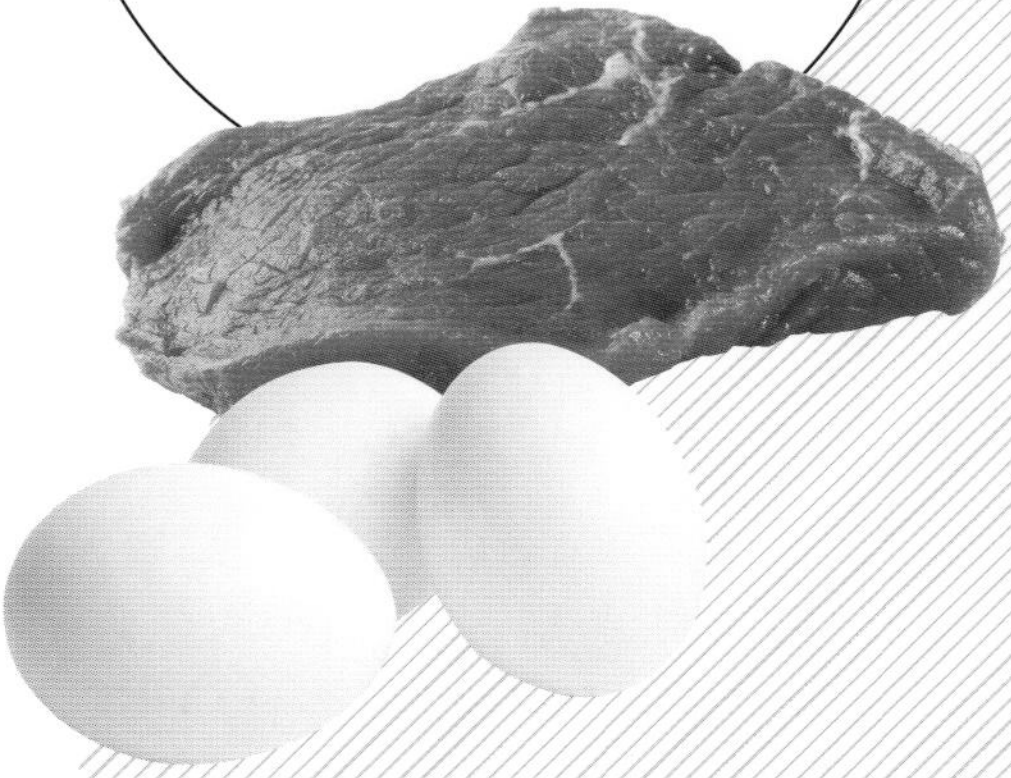

中年以降は脂肪がたまる!?

30代後半頃より、男女ともに筋肉量が減ることに伴い基礎代謝量も減っていき、脂肪を燃焼しにくい体に。

内臓脂肪で注意すべきは脂質ではなく糖質!

食べてもOK!

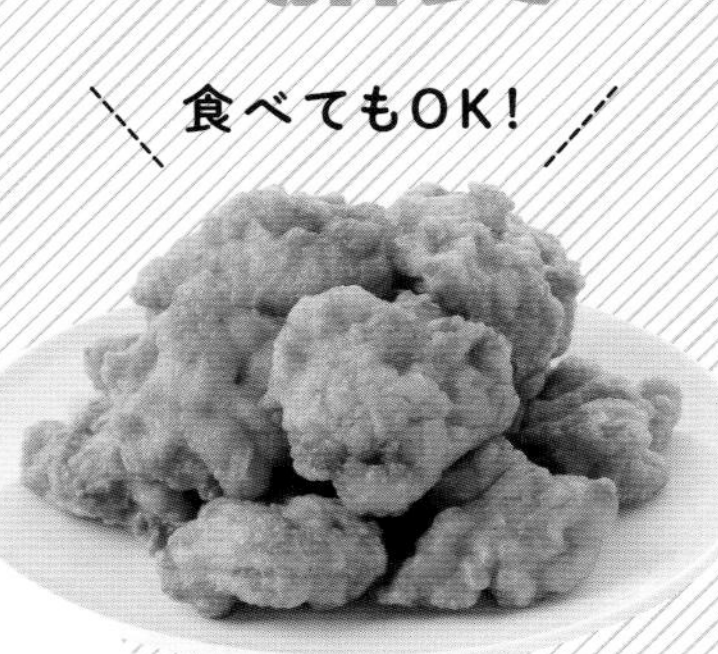

控えたい!

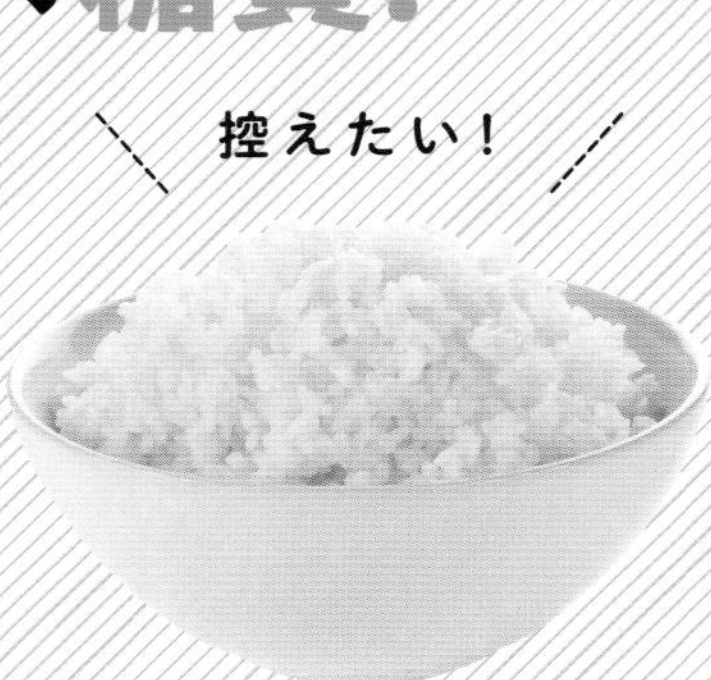

ゆるキャラみたいで
かわいい?

あなたのぽっこりお腹の正体はこれ!

ぽっこり突き出したお腹や年々増えていくウエストサイズに悩まされている人は多いはず。まずはその正体、ぽっこりお腹の原因を知っておきましょう。

内臓脂肪はお腹まわりにたまりやすい

ぽっこり突き出したお腹の正体は「内臓脂肪」です。内臓の周囲、腸などの消化管を固定している膜に蓄積されるという特徴があります。たまり過ぎると体のシルエットがリンゴに似てくることから、「リンゴ型肥満」とも呼ばれます。

そもそも人体の約20%は脂肪でできています。大きく分けると「内臓脂肪」のほかに「皮下脂肪」と「異所性脂肪」があり、なかでも内臓のまわりにつきやすいのが内臓脂肪なのです。

皮下脂肪はその名の通り、皮膚のすぐ下につく脂肪で、腰から太ももにかけて蓄積しやすいといわれています。異所性脂肪は筋肉や肝臓、すい臓など、本来たまるべきではない部位についた脂肪のことを指します。

気がつけばこんな体に…

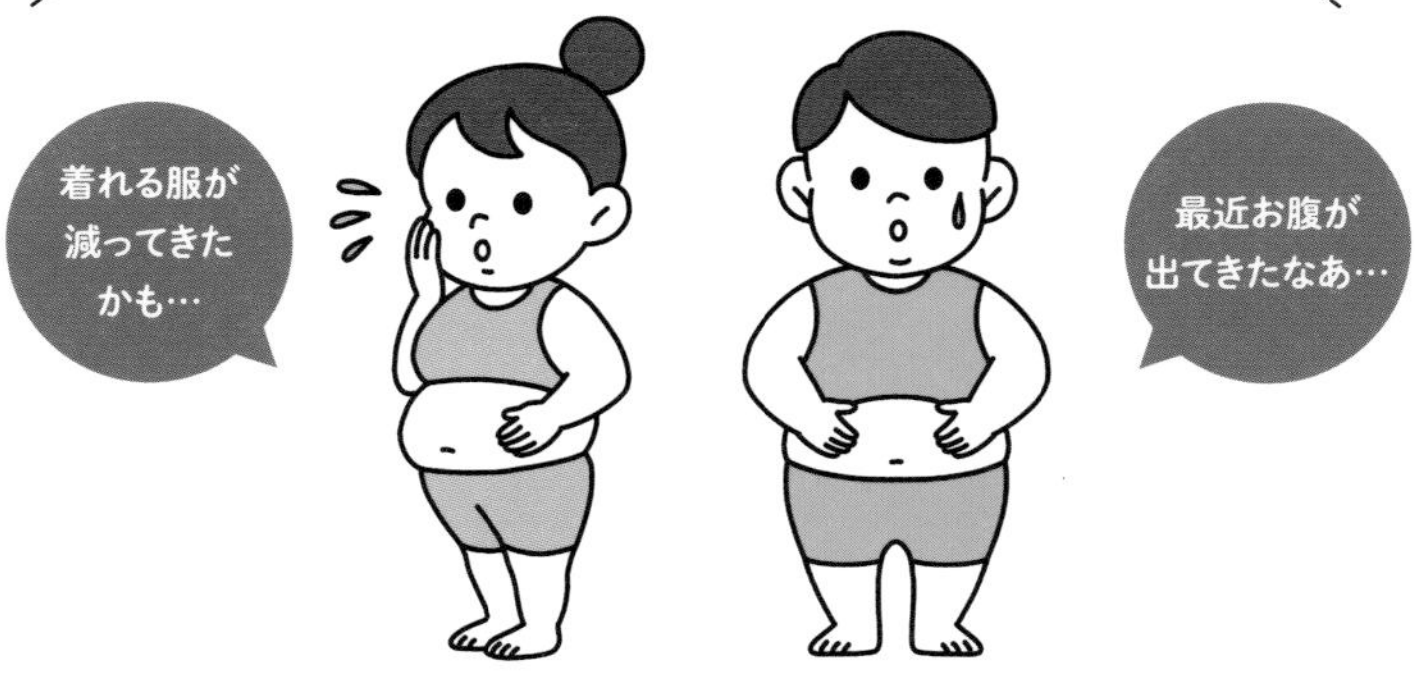
着れる服が減ってきたかも…
最近お腹が出てきたなあ…

内臓脂肪

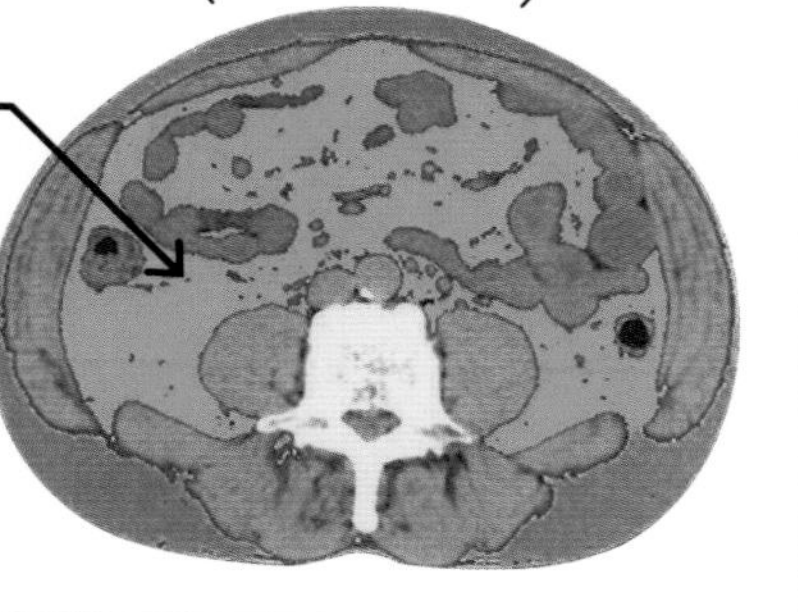

内臓まわりにつきやすく生活習慣病の引き金にも

目に見えにくい内臓周辺につきやすく、皮膚の上からはつまめません。たまり過ぎると生活習慣病のリスクが増します。

皮下脂肪

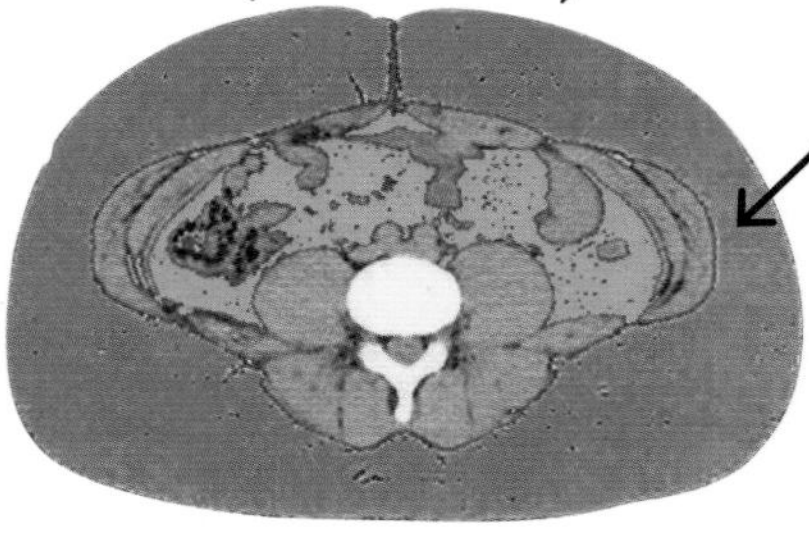

皮膚のすぐ下にたまり病気誘因のリスクは低め

皮膚のすぐ下につき、つまむことができるのが皮下脂肪。内臓脂肪に比べ、生活習慣病を引き起こすリスクは低いといわれています。

異所性脂肪

“隠れ肥満”の原因に健康リスクも高い脂肪

異所性脂肪は、筋肉や臓器の細胞にたまる脂肪です。外見では脂肪がついているように見えず、健康に悪影響があります。

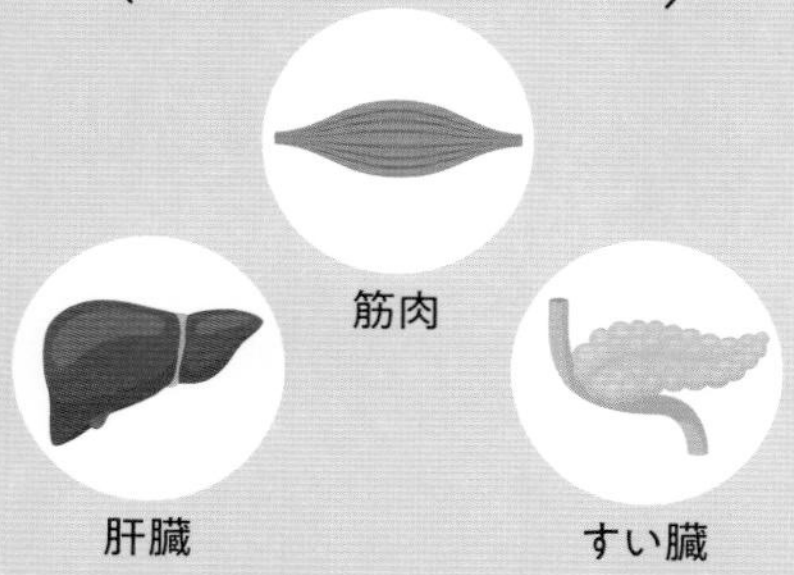

中年以降に太る原因は代謝にあり

年をとると脂肪がたまる!?
30代以降は要注意

内臓脂肪は、男性であれ女性であれ加齢とともにつきやすくなり、30代からは注意が必要です。

内臓脂肪がたまりやすくなる原因のひとつは、基礎代謝の低下です。30代後半を境に、年をとるにつれて筋肉が衰え、それに伴って基礎代謝量（生命を維持するために消費するエネルギー量）が減っていきます。筋肉は脂肪などを燃焼してエネルギーに変える働きがあるのですが、筋肉が落ちるとその分脂肪を燃焼しにくくなり、体にたまりやすくなるのです。

30代以降は基礎代謝量が減る!

下記のグラフが示す通り、男女ともに30代から徐々に基礎代謝量が減っていきます。基礎代謝量が減ると脂肪を燃焼しにくくなり、脂肪がたまりやすくなります。

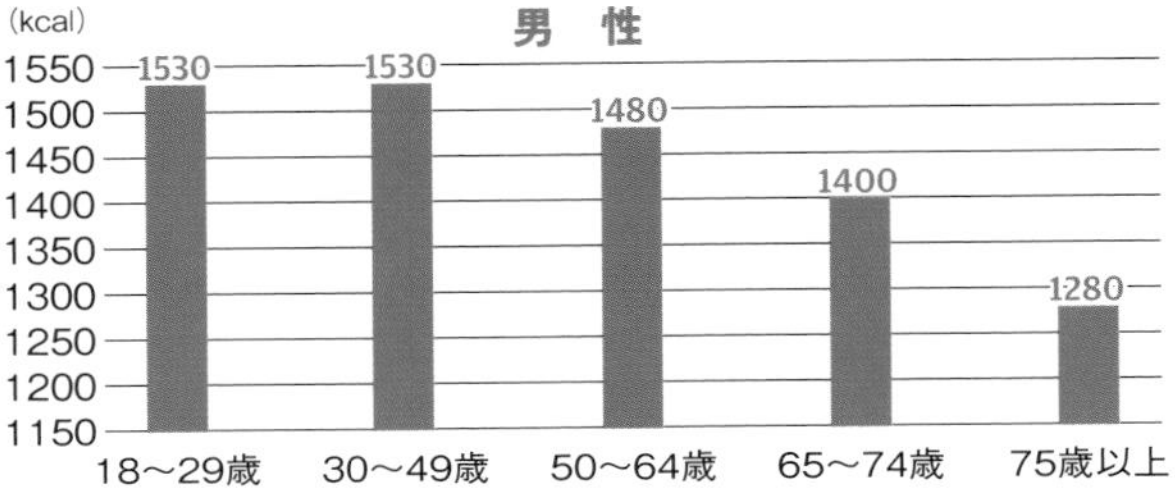

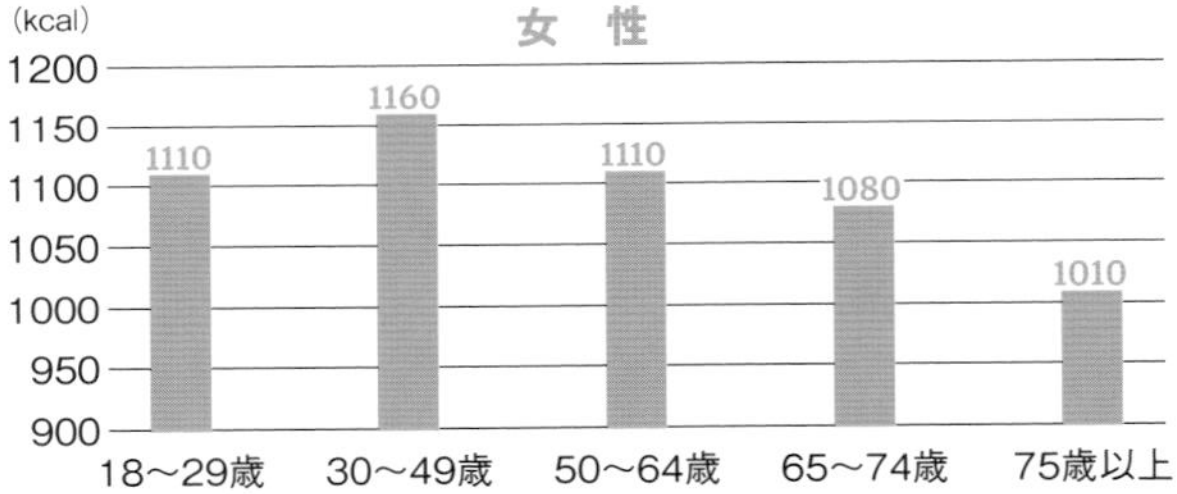

出典:厚生労働省「日本人の食事摂取基準」(2020年版)
「参照体重における基礎代謝量」より作成

加齢に伴う全身の筋肉量の低下

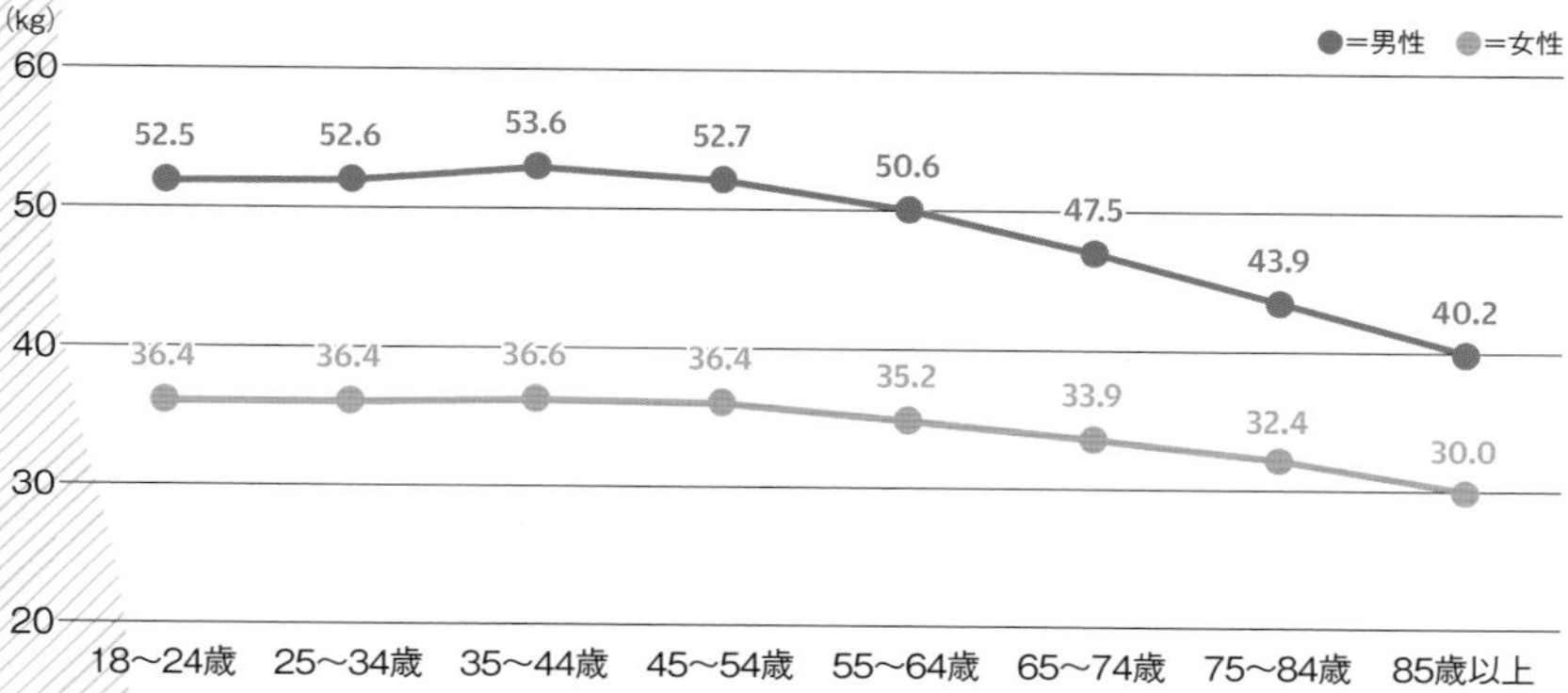

出典:「日本人筋肉量の加齢による特徴」日本老年医学会雑誌47(1)、p52-57、2010より作成

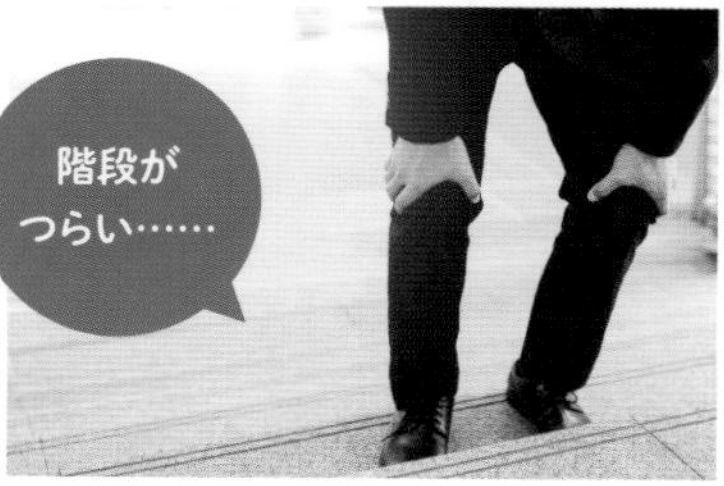

筋肉が落ちると太りやすい体質になりがち

年をとると筋肉が落ち、その分基礎代謝量が減っていきます。さらに、筋肉が減ると動くのが億劫になり、太りやすい体質になる可能性もあります。

若い人も危険なサルコペニア

【サルコペニアを予防する食べ物】

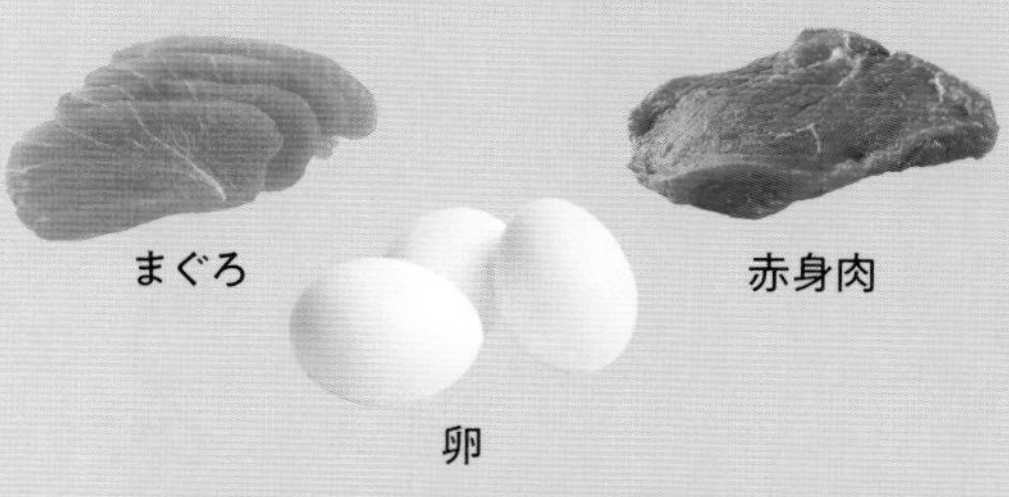

出典:サルコペニアとは｜運動する～サルコペニアの予防方法～｜エーザイの肝疾患サポートサイト～つなぐ支えあう"あなたらしさ"を～ (eisai.jp)

サルコペニアは筋肉量が減り運動機能の低下が進行している状態。ふくらはぎの一番太い部分が両手の親指と人差し指でつくった輪よりも小さければ、サルコペニアである可能性が高く注意が必要です。

脂肪のつき方は男女で違う？

男性は内臓脂肪
女性は皮下脂肪が多い

一般的に、男性は内臓脂肪がつきやすく、女性は皮下脂肪がつきやすいといわれています。

この違いは、女性ホルモン「エストロゲン」にあります。エストロゲンは内臓脂肪を分解して、皮下脂肪に変える働きがあるため、女性は内臓脂肪がたまりにくいのです。ただし、閉経後は女性ホルモンが減少し、内臓脂肪の増加傾向があるので注意は必要です。

男性につきやすい内臓脂肪ですが、高血圧や糖尿病などの生活習慣病を引き起こすリスクが高いといわれています。お腹まわりにつきやすく、乱れた生活習慣が続くとたちまち内臓脂肪がたまってしまいますが、食事を見直し運動不足を解消すれば、すぐに減るという特徴があります。

一方、女性につきやすい皮下脂肪は内臓脂肪に比べ、生活習慣病を引き起こしにくいとされています。腰や太ももなどの下半身につきやすく、一度ついてしまうと燃焼しにくい特徴もあります。運動をしたり、食事を改善したりしても効果が出にくいので、減らすための生活を習慣化し継続していくことが大切です。

エストロゲンの分泌量のイメージ

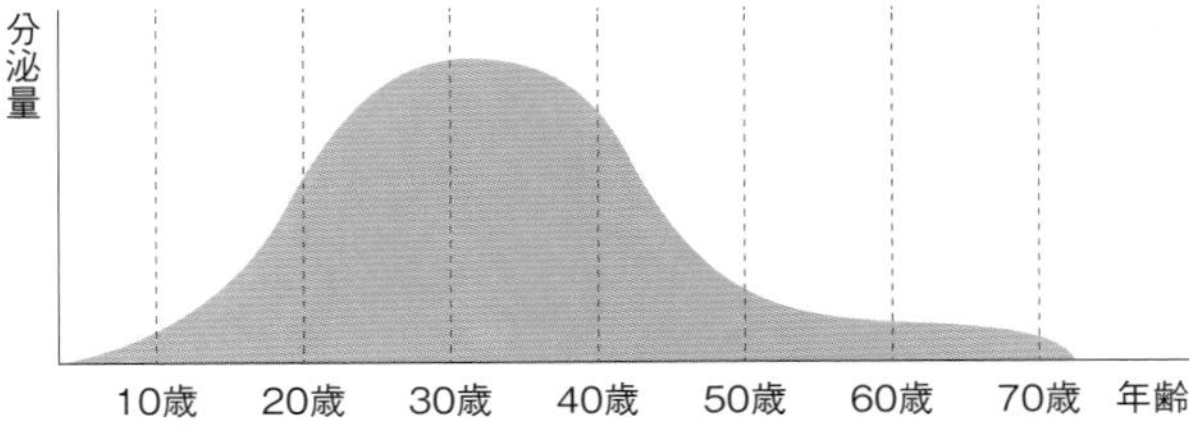

女性は40代以降、エストロゲンの分泌量が急激に下がります。これに伴って、内臓脂肪がたまりやすくなり、特に子宮や卵巣周辺に蓄積しやすくなるといわれています。

男女で違う脂肪の特徴

性別で内臓脂肪と皮下脂肪、脂肪がつきやすい部位なども変わってきます。また、脂肪ごとに性質や病気のリスクも異なるので、その特徴を知っておきましょう。

女性		男性
皮下脂肪がつきやすい	⟷	内臓脂肪がつきやすい
腰や太ももにつきやすい	⟷	お腹まわりにつく
蓄積しにくい	⟷	蓄積しやすい
燃焼しにくい	⟷	燃焼しやすい
動脈硬化のリスクは低い	⟷	動脈硬化の原因になる
乳がん、無呼吸症候群などのリスクが高まる	⟷	脂肪異常症、心筋梗塞などのリスクが高まる
外見でわかりやすい	⟷	外見でわからないこともある

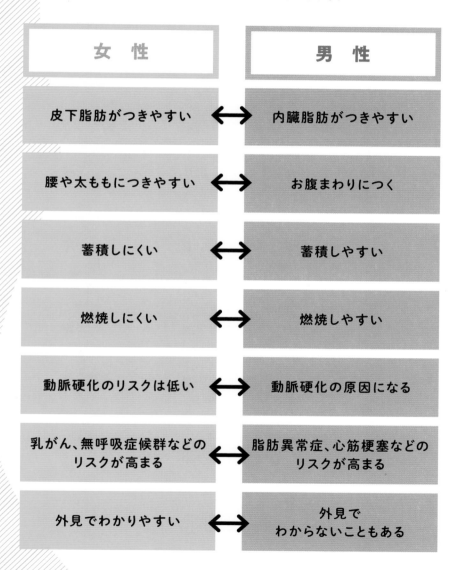

糖質だった

「太りやすい食事」＝油っこい料理をイメージするかもしれませんが、内臓脂肪がたまる一番の要因は「糖質」のとり過ぎです。

脂肪のもと＝中性脂肪は脂質より糖質のほうがつくられやすい！

【 脂質 】

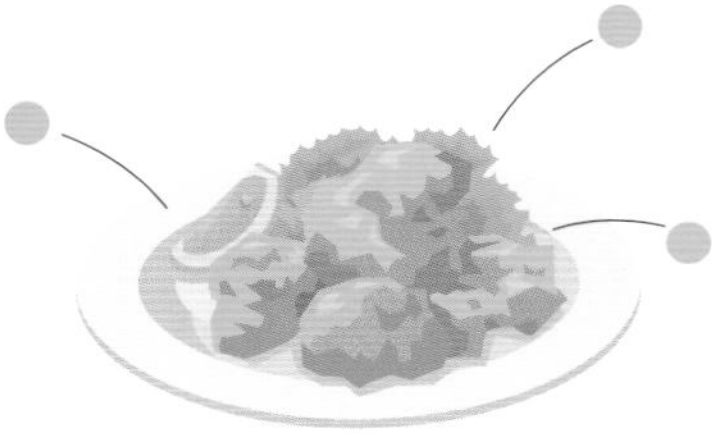

＜

【 糖質 】

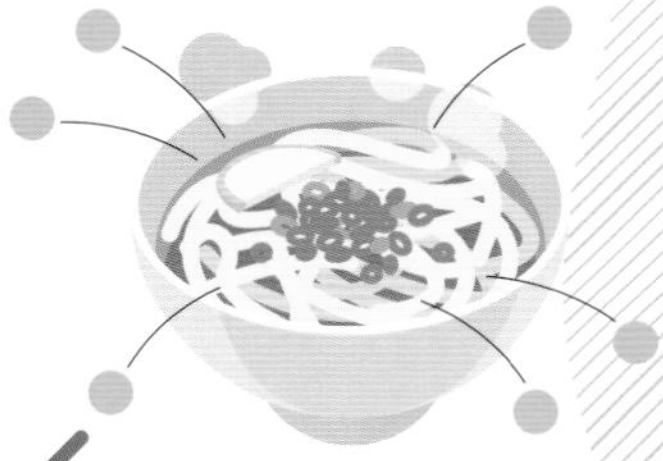

中性脂肪って何？

消費されなかった糖質や脂質は肝臓で中性脂肪に合成され、血液中に流れ出し各器官に運ばれてエネルギーとなります。そこで消費しきれなかった中性脂肪が内臓脂肪や皮下脂肪として蓄積されます。

油っこい料理より主食に多い「糖質」に注意

脂肪をためない食事を心がけるときに、最も気をつけなければいけないのは、ごはんやパン、パスタなどにたっぷり含まれる「糖質」です。

糖質が多い食事をとると、血糖値（血液中の糖の量）が上がり、すい臓から「インスリン」というホルモンが分泌されます。インスリンは血糖を筋肉細胞に取り込むことで血糖値を下げようとするのですが、取り込まれた血糖はエネルギーとして消費しきれないと、すぐに中性脂肪に合成されてしまうのです。

からあげや天ぷらなどの油っこい料理に多い「脂質」も、とり過ぎれば脂肪がたまる原因になりますが、それよりも問題なのは糖質のとり過ぎだといえるでしょう。

内臓脂肪の原因は

脂肪がたまるまでのイメージ

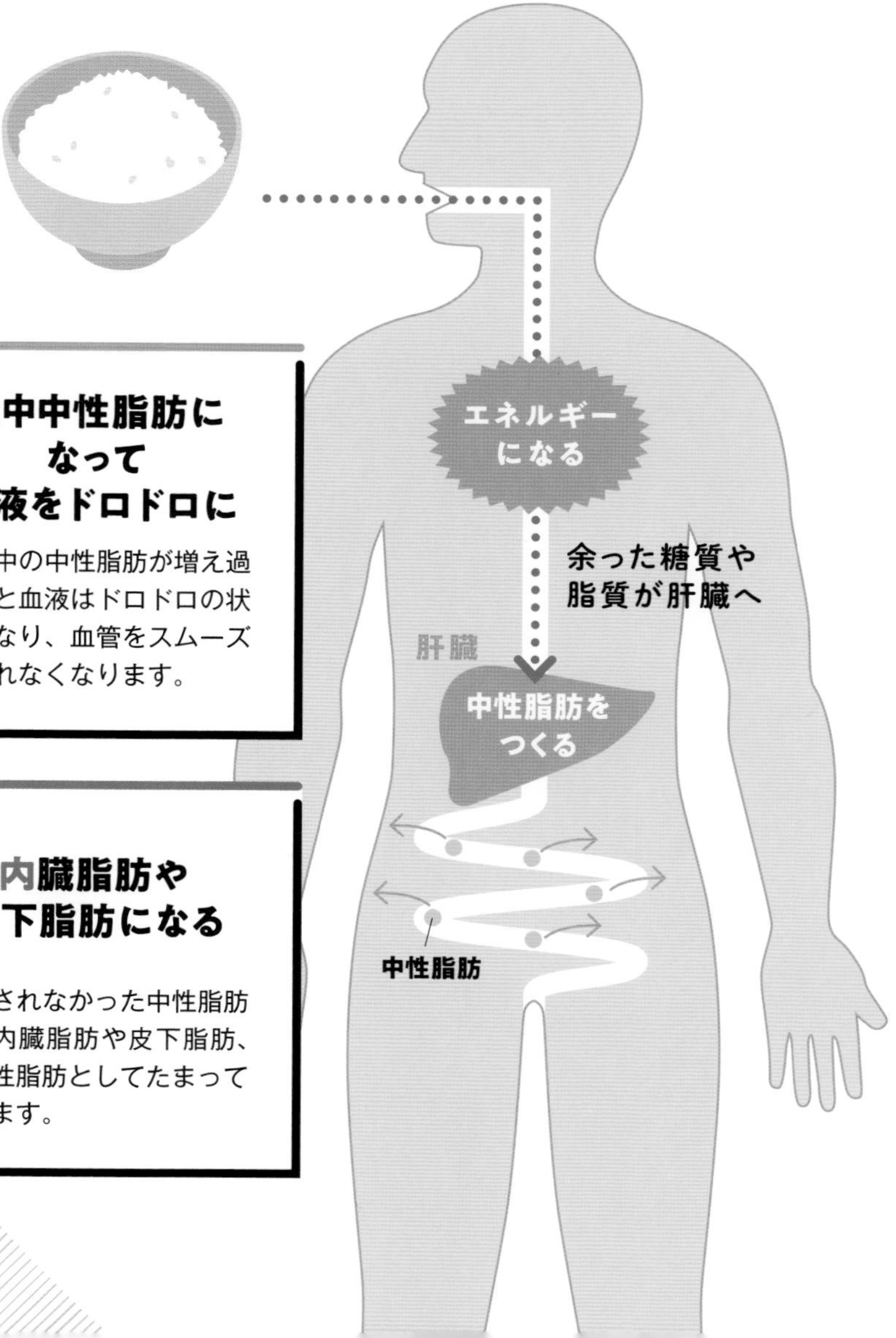

血中中性脂肪になって血液をドロドロに

血液中の中性脂肪が増え過ぎると血液はドロドロの状態になり、血管をスムーズに流れなくなります。

内臓脂肪や皮下脂肪になる

消費されなかった中性脂肪は、内臓脂肪や皮下脂肪、異所性脂肪としてたまっていきます。

ほとんどの人が必要以上に糖質をとっている

内臓脂肪がたまる一番の原因は「糖質」です。ただほとんどの人、とりわけカロリーを気にしている人ほど、糖質をとり過ぎていることがわかっています。

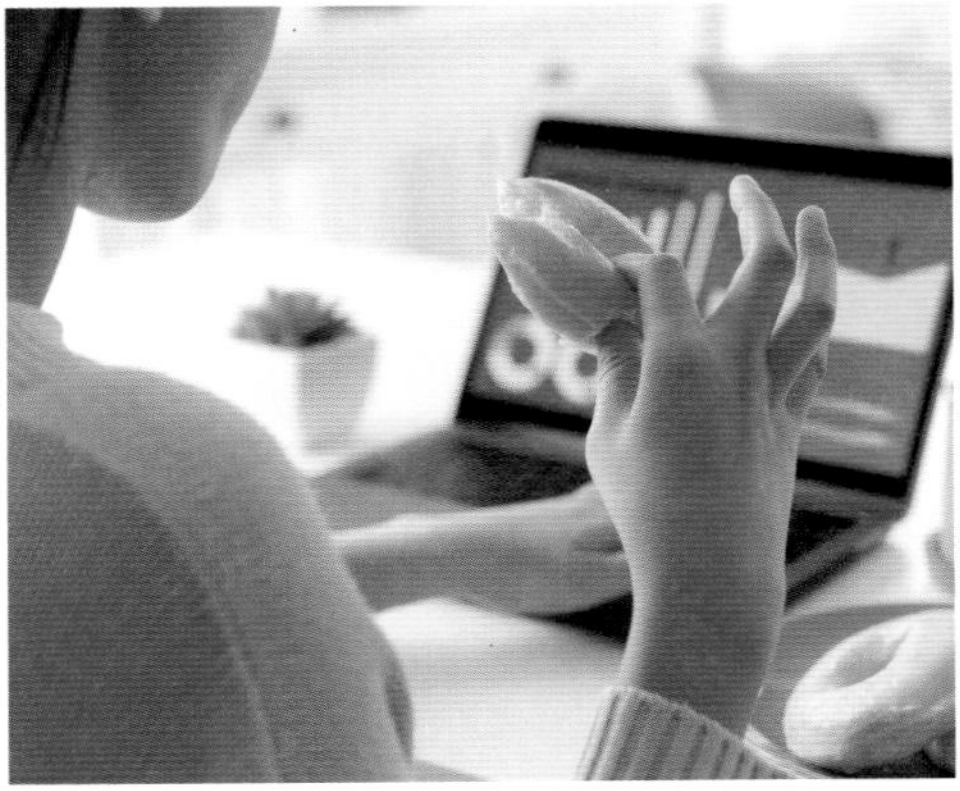

間食のし過ぎ！

仕事の合間や夜中など、小腹が空いたときはついつい間食しがち。お菓子類やパン類などは糖質が高いので、脂肪になりやすいといえます。

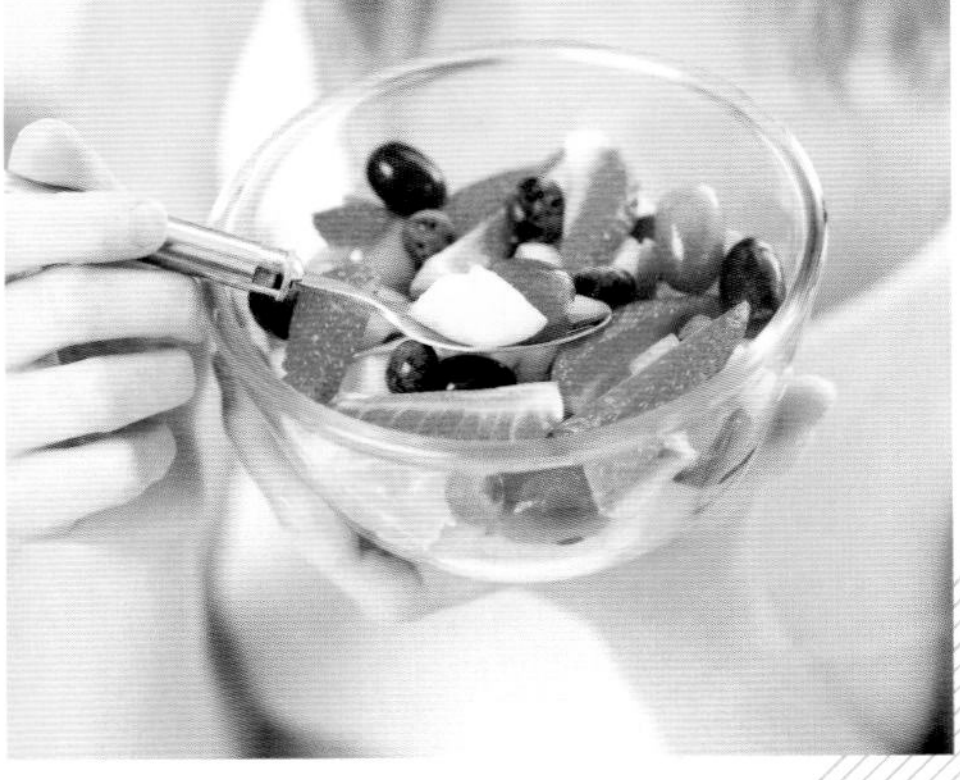

糖質とカロリーを勘違い！

「フルーツ＝ヘルシー」だと思っている人が多いのですが、実は甘い果物は糖質高め。脂肪がたまりやすい食べ物だといえるので、食べ過ぎには注意が必要です。

全世代の男女が糖質をとり過ぎている

栗原クリニック東京・日本橋では、１日の適正な糖質摂取量を男性で２５０グラム、女性で２００グラムとし、その前後になることを推奨しています。

しかし、下記のグラフの通り、サッポロビール株式会社が行った「食習慣と糖に関する実態調査」の結果では、全年代で男女ともに糖質摂取量が基準値を超えていることがわかります。

またこの調査で「食生活でカロリーのとり過ぎに注意している」と答えた人ほど、糖質をとり過ぎている傾向が強いこともわかりました。カロリーのとり過ぎが脂肪の原因になると考えている人が多いためだと推察されますが、脂肪をため込まないためには糖質の量を抑えるべきなのです。

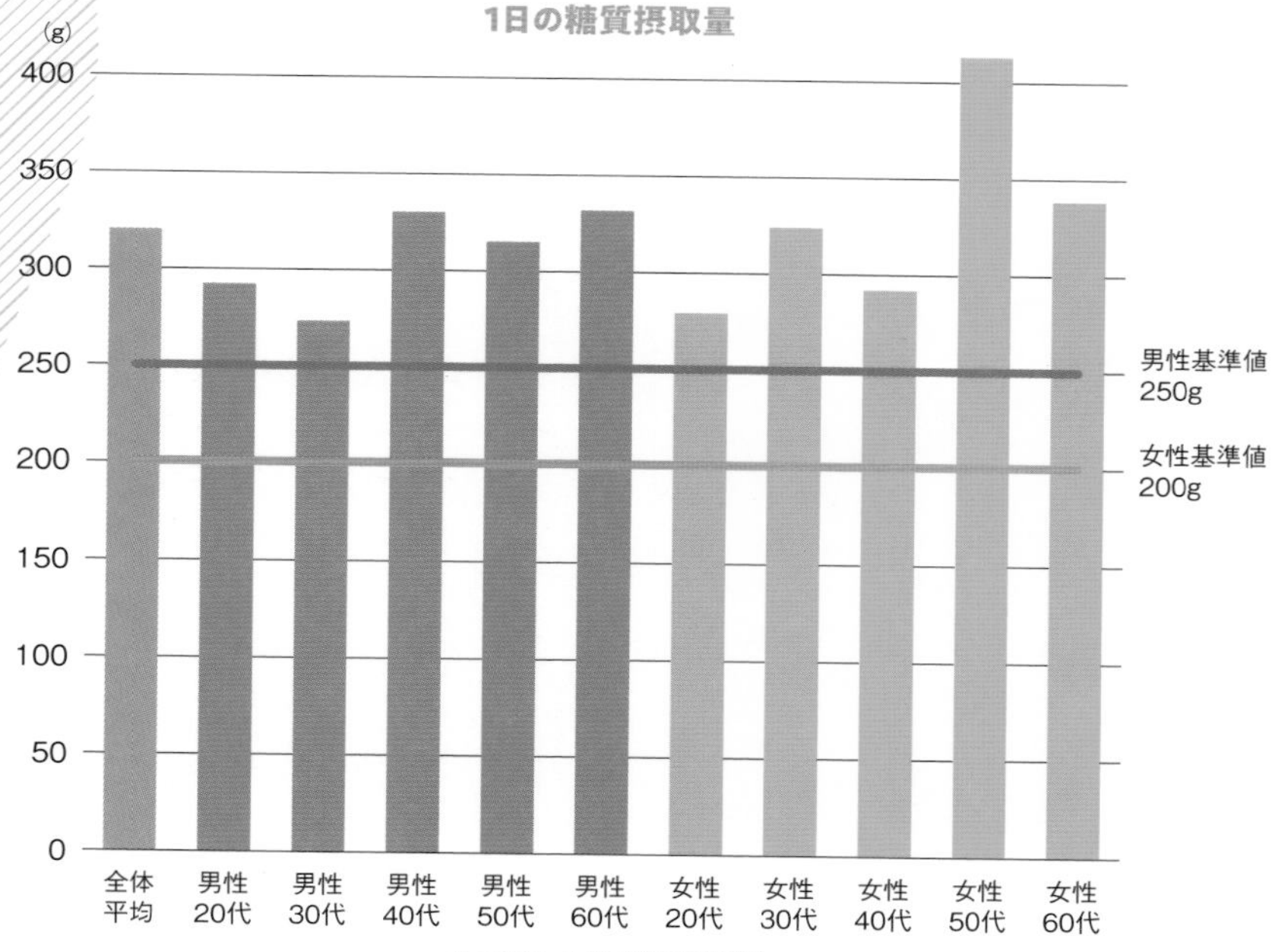

サッポロビール調べ（栗原毅監修）
出典:サッポロビール株式会社「食習慣と糖に関する20〜60代男女1000人の実態調査」より作成

上記のグラフは、全国の20〜60代の男女1000人に行った「食習慣と糖に関する実態調査」の結果です。全世代で、1日に摂取している糖質の平均量が基準値を上回っており、過剰に糖質をとっている実態が見えてきました。なかでも50代女性は糖質を過剰に摂取しており、この背景には糖質を中心とした間食が多いという生活習慣があります。

内臓脂肪は

脂肪がたまる順番

食べ過ぎや運動不足などで消費しきれず、体内に余った糖質や脂肪は中性脂肪になります。中性脂肪は、「皮下脂肪→内臓脂肪→異所性脂肪」の順に蓄えられます。

皮下脂肪

↓ 余った脂肪が内臓のまわりにたまる

内臓脂肪

↓ さらに余った脂肪が筋肉や臓器にたまる

異所性脂肪

健康に影響を及ぼし危険度大！

危険な脂肪は気づかないうちにたまる

糖質や脂質は肝臓でエネルギーに変換されますが、とり過ぎて余った分や運動不足などで消費しきれなかった分は中性脂肪となり、血中にあふれ出して血液をドロドロにしたり、脂肪として体に蓄積されます。

最初にたまりやすいのが皮下脂肪です。皮下脂肪としても蓄えきれないほど過剰になった中性脂肪は、次に内臓脂肪として蓄えられます。それでも余った中性脂肪は、異所性脂肪として蓄えられることになります。

内臓脂肪は様々な生活習慣病を引き起こしかねないので注意が必要ですが、さらに厄介なのが異所性脂肪です。

“第三の脂肪”とも呼ばれる異所性脂肪は肝臓やすい臓、筋肉などにつくもので、外見上では脂肪がついたように

どうやってたまるの？

糖ではなく脂肪でためる理由

糖も脂肪もエネルギーとして消費されますが、使いきれなかった糖は脂肪に変えられます。脂肪のほうが約2倍のエネルギーを格納できるうえ、水分も少なくて済み効率的にためられるからです。

ブドウ糖　1g ＝ 4kcal　＜　脂肪　1g ＝ 9kcal

＝

脂肪でたくわえたほうがコンパクトで効率的

見えない特徴があります。

　異所性脂肪は自覚症状がないままにたまってしまうので、気づいたときには臓器や筋肉にたっぷり脂肪がつき、本来の機能が低下してしまっていることも。２型糖尿病などを悪化させるともいわれており、とても危険です。

　ちなみに、体が糖を脂肪に変える理由は、脂肪として蓄積するほうが効率的にエネルギーをためておけるから。具体的には、ブドウ糖１グラムにつき４キロカロリーのエネルギーを格納できますが、脂肪は１グラムにつき９キロカロリーのエネルギーをためておくことができます。またブドウ糖でエネルギーを備蓄するには、脂肪の約３倍の水分が必要となります。

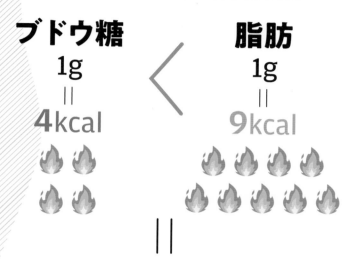

たんぱく質が足りないと太る？

太らない体をつくるためには、糖質を控えたり、運動をしたりすることだけでなく、たんぱく質を十分にとることも大切です。

痩せやすい体づくりはアルブミン値が目安に

脂肪がたまりにくい体をつくるためには、筋肉をつけることも大切です。

その理由は、筋肉は生命の維持に必要となるエネルギー量（基礎代謝量）のうち、約4割を消費するといわれているから。つまり、筋肉が多いほど体の消費するエネルギー量がアップし、痩せやすくなるのです。また、筋肉は脂肪をエネルギーに変えて消費する機能もあります。

筋肉を増やすためには、筋肉のもとになるたんぱく質をとることが欠かせません。たんぱく質が十分にとれているかどうかは、血液検査で調べることができる「アルブミン」の値が目安になります。4・4g／dl以上あれば筋肉が増え始め、十分にあれば筋肉を維持できるとされています。

たんぱく質を食べると寿命が延びる？

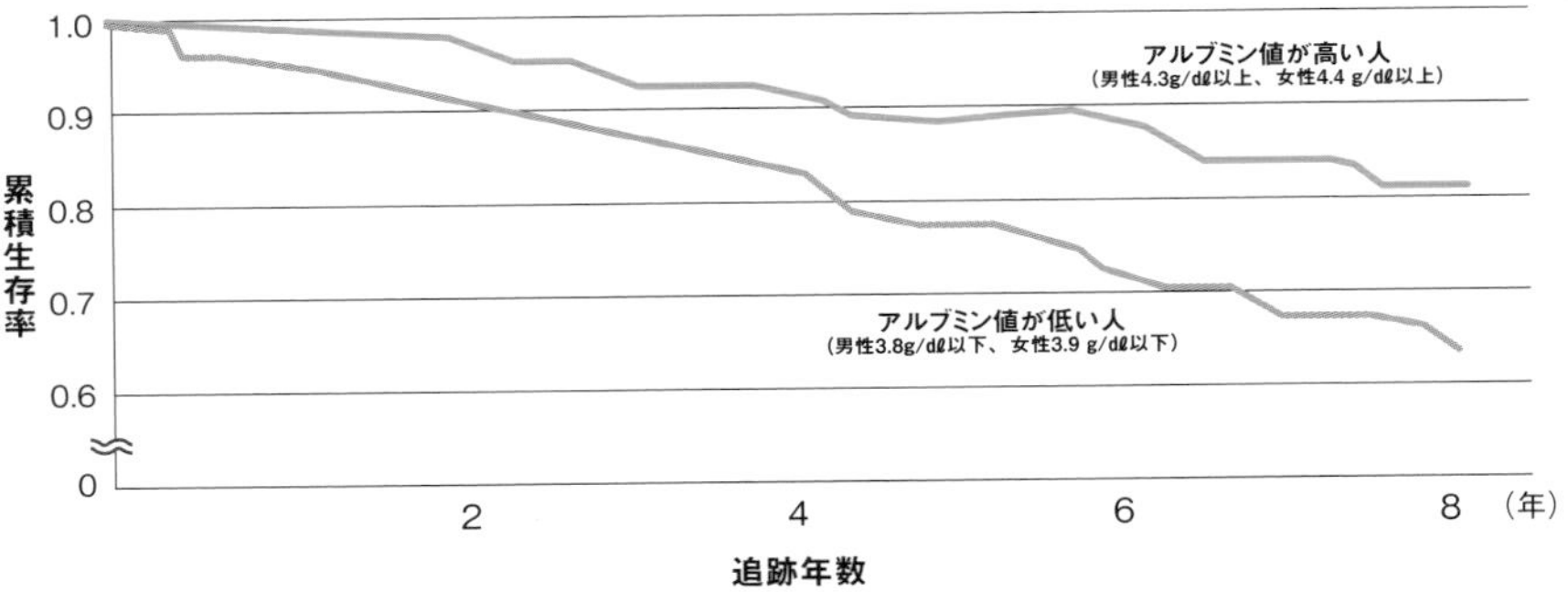

※累積生存率:観察期間において期別生存率を掛け合わせることによって、対象者が生存している確率を求めたもの。
出典:Age and Aging, 1991;20 ; 417-420,H.Shibata et al._ongitudinal Changes of Serum Albumin in Elderly People Living in the Communityより作成

上記のグラフはアルブミン値が高い人と低い人の生存率を比較したもので、高い人のほうが長生きであることがわかっています。グラフからもアルブミンが人間の健康に影響を与えることが推察できます。

アルブミン値と体の状態の関係

アルブミン値（g/dl）	体の状態
〜3.6	体の機能が衰弱する
〜4.1	新型栄養失調
〜4.4	筋肉が増え始める
〜4.6	肌がつややかになる
〜4.7	髪が元気になる
〜4.8	爪がきれいになる
〜5.5	理想

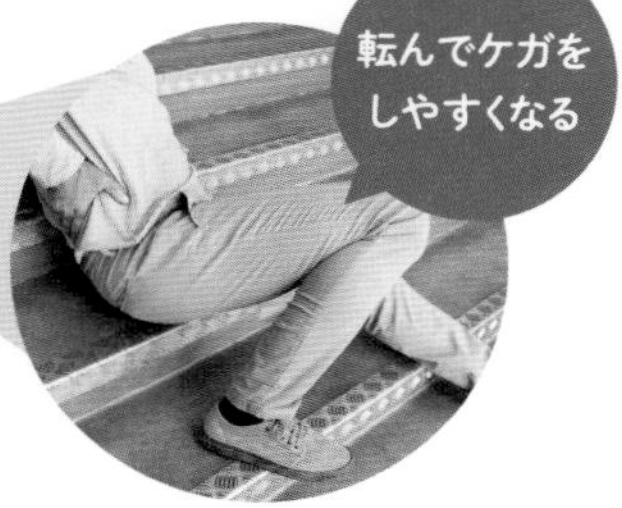
転んでケガをしやすくなる

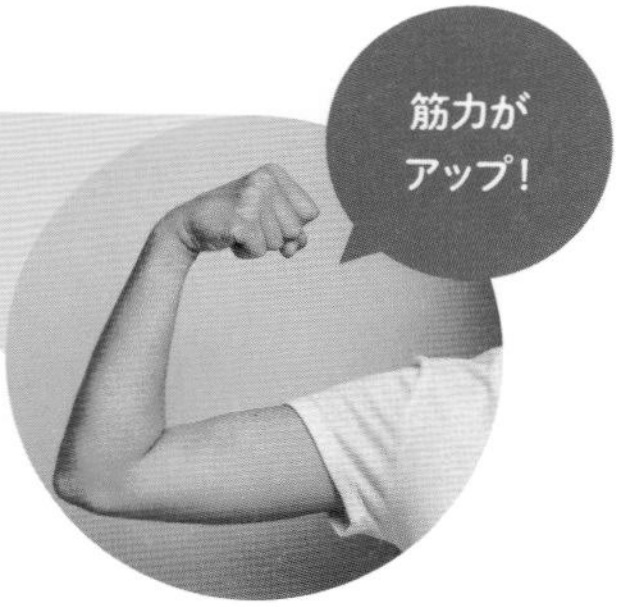
筋力がアップ！

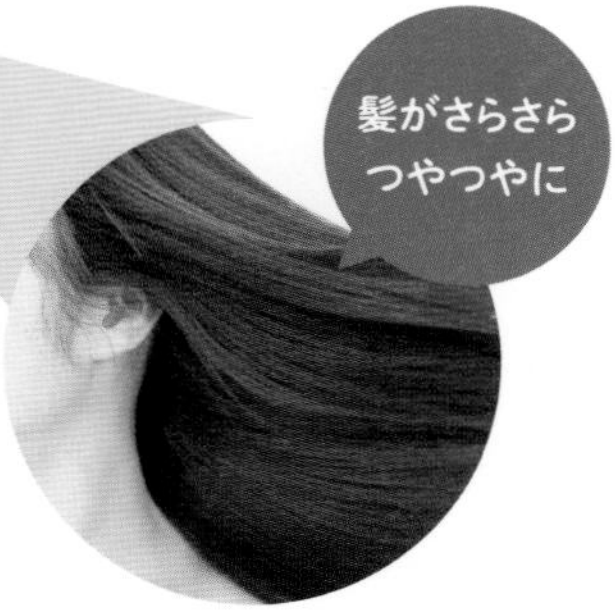
髪がさらさらつやつやに

血液中に含まれるアルブミンの量の理想の値は、4.8〜5.5g/dl とされています。高いほど健康で長生きできるといわれ、3.6g/dl 以下だと体の機能が衰弱していくことがわかっています。脂肪のつきやすさとの関係で見ると、4.4g/dl 以上かどうかがポイント。4.4g/dl 以上あれば筋肉が増え始め、脂肪を燃焼しやすい体になっていきます。

第2章
すべての原因は

内臓脂肪が万病を引き起こす!

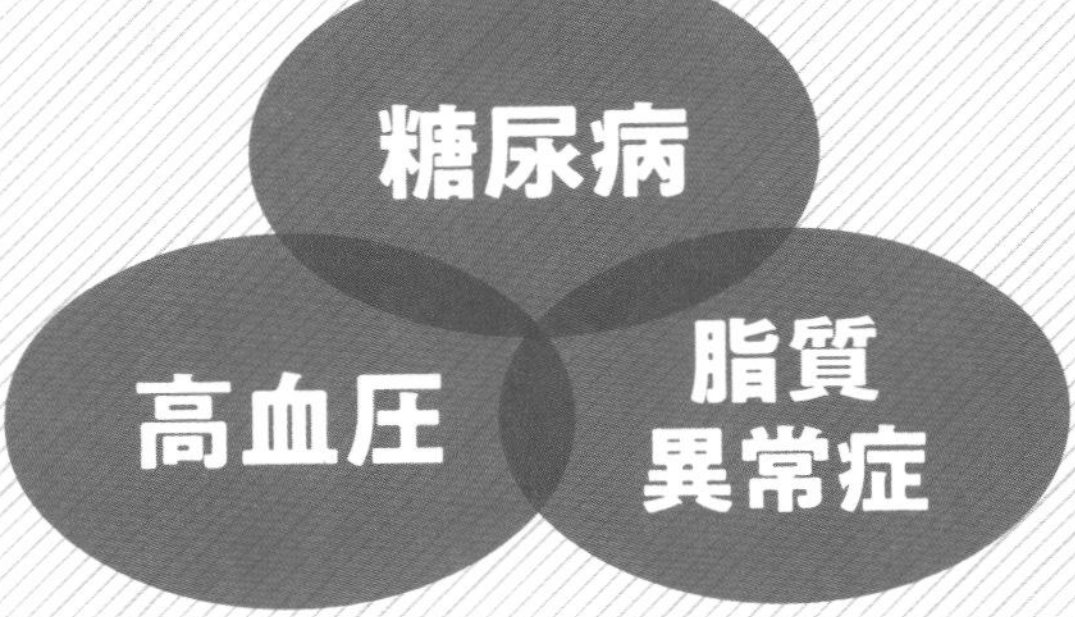

など……

内臓脂肪だった！

内臓脂肪がつくと体型が崩れるだけではありません。
健康を維持する善玉ホルモンの働きを阻害するほか
血液がドロドロになって病気を引き起こし、
ひどい場合には死に至ることも……。
内臓脂肪はアルコールを飲まなくても、
太っていなくても、たまっている可能性があります。
内臓脂肪をため込む根源をもとからなくし、
健康な体を目指しましょう。

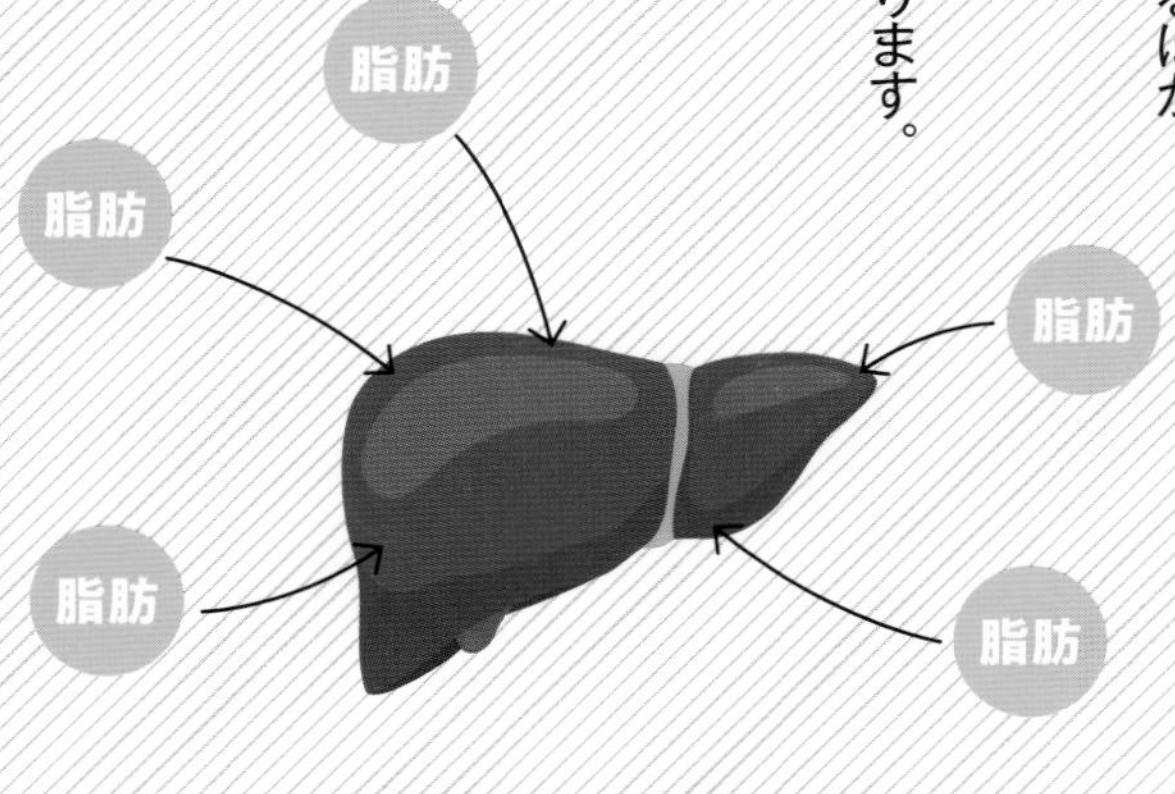

治すべきは
肝臓に脂肪がたまった
「脂肪肝」

肝臓に脂肪がたまるとアルコールや糖質を分解できず、脂肪としてため込むことに。肝臓の脂肪を取り除かなければ痩せられません。

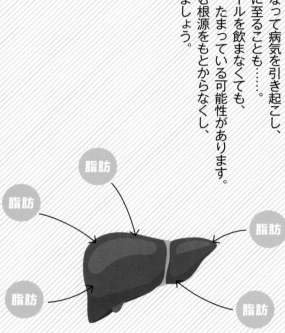

アディポネクチンが生活習慣病を予防する

「アディポネクチン」は“長寿ホルモン”と呼ばれ、動脈硬化や糖尿病など生活習慣病の予防をはじめとした健康を保つ様々な働きを担います。中性脂肪が増え過ぎると分泌量が減り、働きが阻害されます。

長寿ホルモン アディポネクチン

阻害!

脂肪の脅威

最悪の負のスパイラル

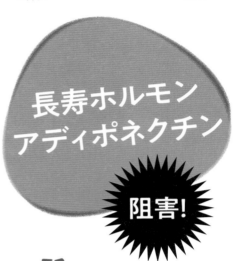

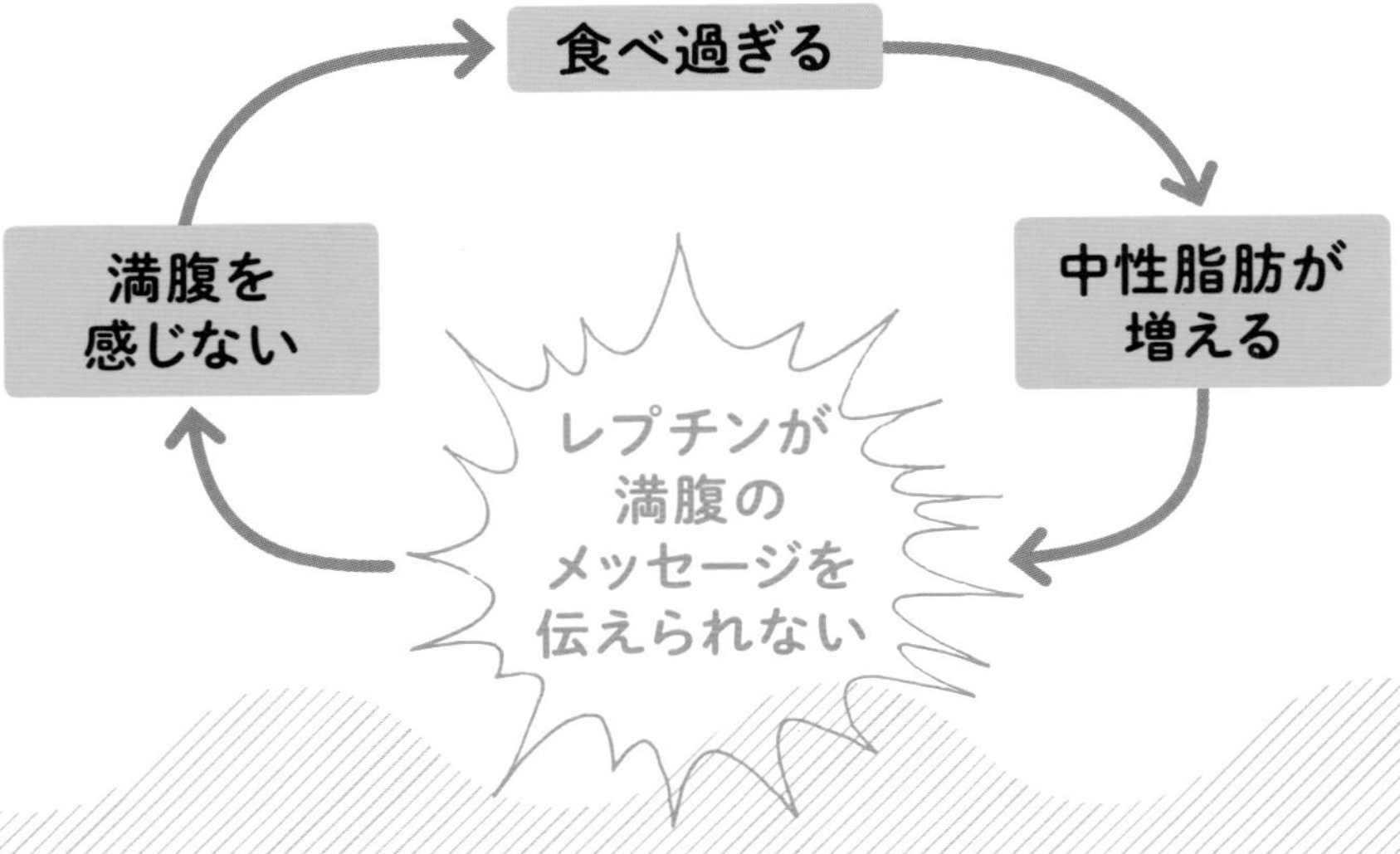
食べ過ぎる
中性脂肪が増える
レプチンが満腹のメッセージを伝えられない
満腹を感じない

病気になるまでの流れ

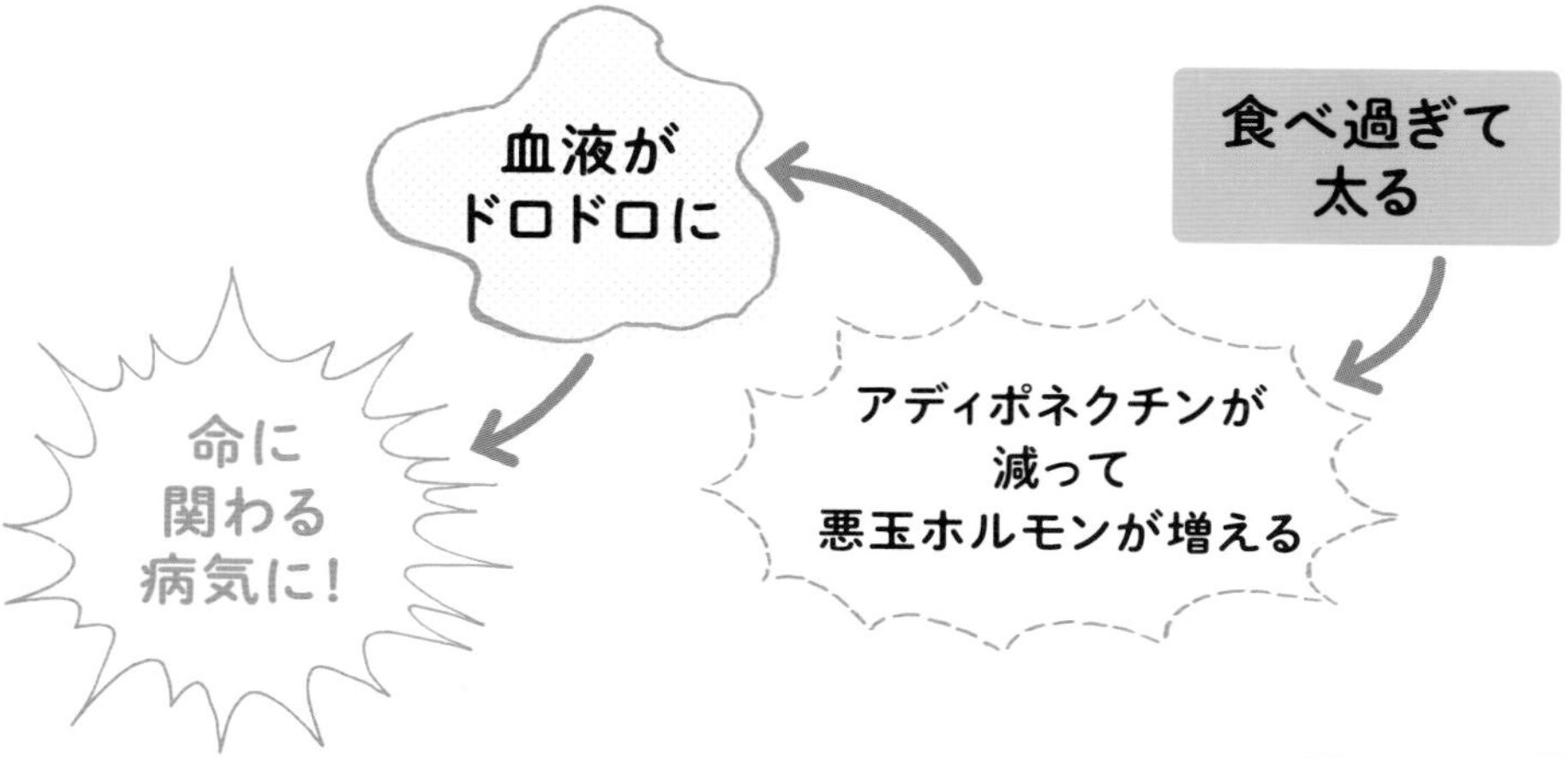
食べ過ぎて
太る
アディポネクチンが
減って
悪玉ホルモンが増える
血液が
ドロドロに
命に
関わる
病気に!

危険過ぎる! 内臓

満腹ホルモン
レプチン
阻害!

レプチンが阻害されると満腹感が得にくくなる

〝満腹ホルモン〟と呼ばれる「レプチン」は、満腹感を脳に伝える役割があります。中性脂肪が増え過ぎると脳がレプチンからのメッセージを正しく受け取れなくなり、満腹感が感じられにくくなります。

ドロドロ血液が体中をむしばむ

増え過ぎた中性脂肪は動脈硬化を進行させる

食べ過ぎや運動不足などで糖質や脂質を消費しきれないと、血中の中性脂肪の量が多くなります。中性脂肪が増え過ぎた血液はドロドロになり、血管内をスムーズに通れず、徐々に血管を傷つけることに。これが深刻な病気につながる「動脈硬化」となります。

動脈硬化が脳内で進行すると、血栓ができて血管が詰まる「脳梗塞」や血管が破れる「脳出血」など、大きな病気を招きかねません。また、心臓の血管が詰まる「心筋梗塞」、心臓の機能が低下する「心不全」、心臓内の血流が一時的に途絶える「狭心症」などを誘引するリスクも高まります。

動脈硬化をほうっておくとこんな病気に！

あなたは大丈夫?

病気の自覚症状

心臓の病気

- 動悸、息切れ、吐き気
- めまい
- 左腕や左肩、背中の痛み
- 足のむくみ

など

脳の病気

- 頭痛（普段とは異なる痛み）
- 食べ物が飲み込みにくい
- ものが2重に見える
- ろれつが回らない

など

症状がある場合は病院へ！

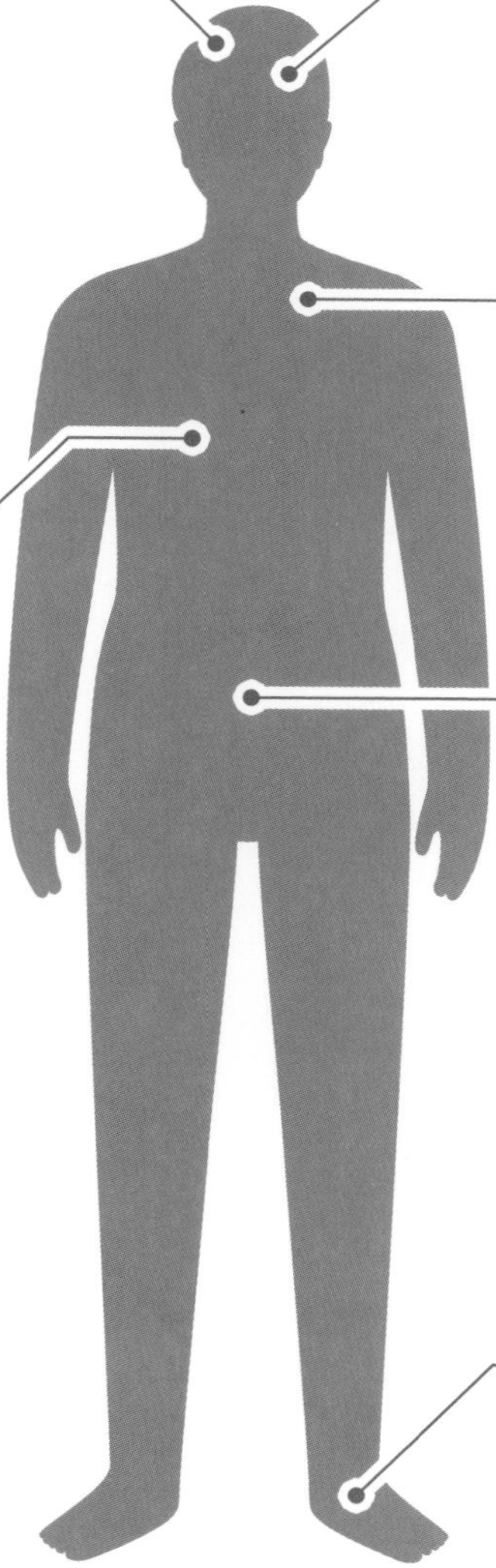

脳

[脳梗塞]

何らかの原因で脳内の血管が詰まる病気。血流が途絶え、脳細胞が損傷します。

[脳出血]

脳内の血管が破れて出血する病気。脳梗塞と同様、脳内の細胞が損傷します。

心臓

[狭心症]

冠動脈(心臓に血液を送る血管)が狭くなり、一時的に血流が途絶えます。

[心筋梗塞]

心臓を動かす筋肉・心筋が酸素不足に陥り、壊死を起こしてしまう状態です。

[心肥大]

心臓の筋肉が厚くなる症状で、色々な病気で生じた心臓の状態を指します。

[心不全]

心臓の機能低下で全身に十分な血液を送れず、様々な臓器が異常をきたします。

眼

[眼底出血]

多くの場合は網膜の静脈から出血することで、視力障害を起こします。

大動脈

[大動脈瘤]

大動脈の一部がこぶのように膨らみ、徐々に血管が広がって破裂を招きます。

腎臓

[腎硬化症]

腎臓の血管に動脈硬化を起こし、腎臓の機能に障害をもたらします。

[腎不全]

腎臓の働きが低下した状態で、慢性腎不全になると腎臓が機能しなくなります。

動脈(末梢)

[閉塞性動脈硬化症]

末梢の動脈硬化が進むことで血流障害をきたし、歩行障害などを誘引します。

最悪の糖尿病と合併症

糖尿病とは?

糖尿病とは血液中を流れる糖（血糖）が増え、尿中に糖が排泄される病気です。大きく1型と2型に分かれ、生活習慣や体質が原因となるのは2型です。2型は自覚症状が現れないこともあり、気づかないまま病状が進行して「糖尿病網膜症」や「糖尿病腎症」、「糖尿病神経障害」に代表されるような合併症を引き起こしかねません。

2型糖尿病になるプロセス

糖質が多い食事をとると血糖値が上がり、血糖値を下げるために働くインスリンがすい臓から分泌されます。ただ、糖質の過剰摂取が続くとインスリンが不足し、血液中に糖があふれる高血糖となって糖尿病を発症します。

糖質の過剰摂取

↓

インスリンの分泌が追いつかない

↓

血中に糖があふれる

↓

糖尿病に!

糖尿病三大合併症

糖尿病網膜症

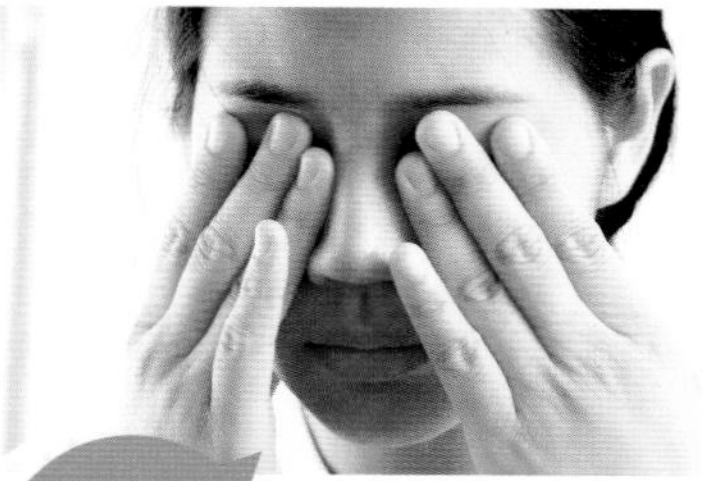

年間約3000人が失明
放置すると怖い病気

目の奥の網膜が障害を起こす病気で、毎年約3000人が失明しています。糖尿病発症後、5年で約10%、20年で約70%と年々発症率が上がっていきます。

だんだん目が見えなくなる……

糖尿病腎症

進行すると
人工透析が必要なケースも

腎臓にある糸球体(毛玉のように集まった毛細血管)が機能しなくなると発症します。血液中の老廃物を尿で排泄できなくなり、人工透析が必要になる場合もあります。

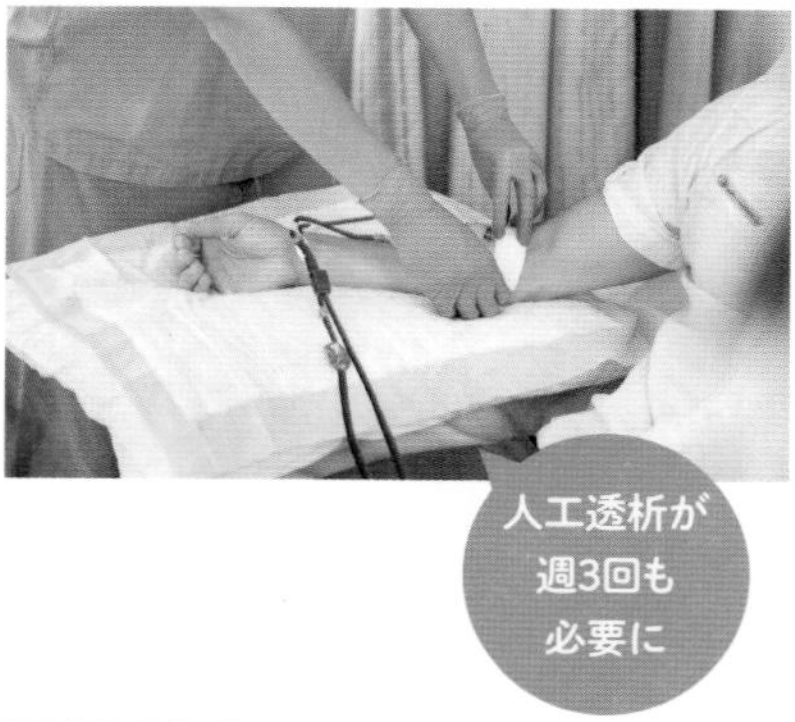

人工透析が週3回も必要に

自由に動けない体に……

糖尿病神経障害

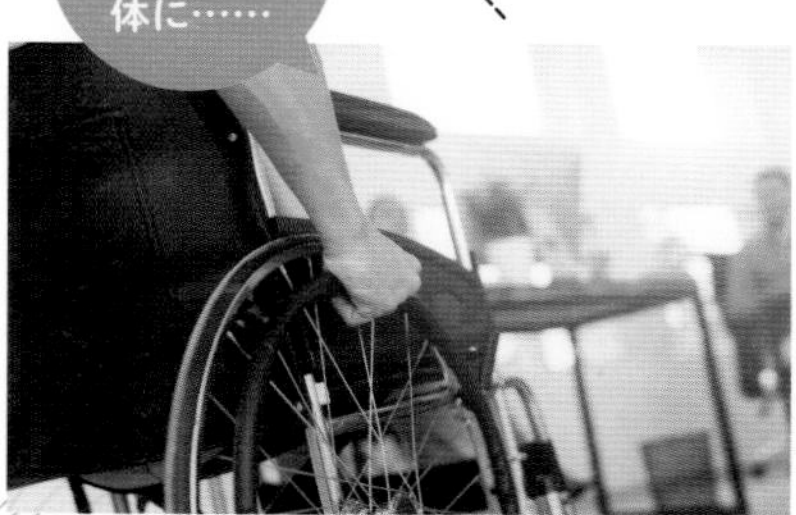

手足のしびれや潰瘍《かいよう》など
末端の神経に障害

末端の神経が働かなくなり、手足のしびれや痛みなどの感覚神経障害、皮膚の潰瘍などが起こります。糖尿病発症後5~10年で約30%が発症するとされています。

落とす順番は「脂肪肝」↓「内臓脂肪」

肝臓に脂肪がたまる 脂肪肝は万病のもとに

糖質のとり過ぎや運動不足が続くと、まず皮下脂肪がたまり、次に内臓脂肪が蓄積します。さらに余った脂肪は、内臓や筋肉などにつく異所性脂肪として蓄積されていきます。

異所性脂肪のうち、最も注意が必要なのは肝臓につくものです。健康な肝臓は、脂肪の量が全体の3～5％ですが、20％を超えると「脂肪肝」と診断されます。脂肪肝は自覚症状がないため気づきにくく、進行すれば肝臓がんにつながることもあります。

肝臓を構成する肝細胞からは、様々な酵素が分泌され、「栄養の代謝」「解毒作用」「胆汁（消化液）の生成」といった重要な役割を果たしています。脂肪肝になると、たまった脂肪がこれらの働きを阻害するため、体のあちこちに悪影響を及ぼし、結果的に生活習慣病を誘引してしまうのです。

また、脂肪肝になると肝臓の代謝機能（体にとり込まれた栄養素を体に役立つ形に変える働き）が低下して、糖の代謝や血糖値を安定させる働きも悪くなります。痩せやすい体を手に入れるためには、まず脂肪肝を治すことが大切になります。

肝臓の働き

- 栄養の代謝
- 解毒作用
- 胆汁の生成

脂肪肝になると
これらの働きも低下！

脂肪が最も たまりやすいのは肝臓

異所性脂肪がつきやすく、注意が必要な臓器が「肝臓」です。肝臓に脂肪がつき過ぎると「脂肪肝」と診断され、たまった脂肪により肝臓の機能が低下してしまいます。

生活習慣病の樹

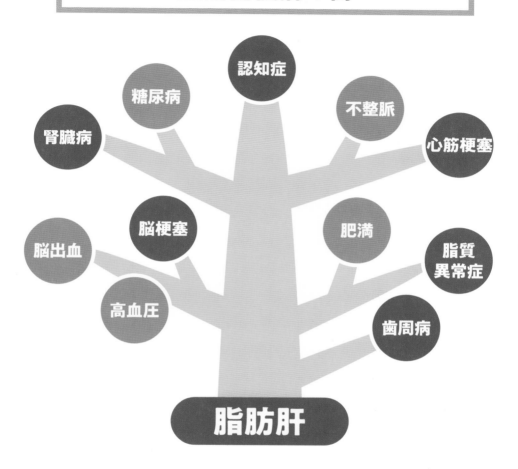

脂肪肝を治さなければ痩せられない!

脂肪肝は、高血圧や糖尿病など様々な生活習慣病のもとになっていると考えられます。進行すれば肝臓がんになるなどのリスクもあります。

お酒を飲まなくても脂肪肝になる

糖質のとり過ぎでも肝臓に脂肪はたまる

肝臓に脂肪がたまり過ぎた状態の「脂肪肝」は、大きく「アルコール性脂肪肝」と「非アルコール性脂肪肝」の２つに分けられます。アルコール性脂肪肝は、大量にお酒を飲む生活を続けることで、アルコールを分解する肝臓が疲弊し、肝臓に脂肪がたまって発症します。一方、非アルコール性脂肪肝は、アルコールを飲まない人がなる脂肪肝。糖質をとり過ぎる生活を続けたことにより中性脂肪が肝臓にたまったもので、フルーツやごはんなど糖質が高いものを好む女性に多い特徴があります。なお、国内の脂肪肝の人数は3000万人と推定されており、日本人の約４人に１人が脂肪肝だといわれています。

肝臓の異変

お酒や糖質をとり過ぎると肝臓に脂肪がたまります。ひどい場合には肝臓がんを発症することも。

脂肪肝

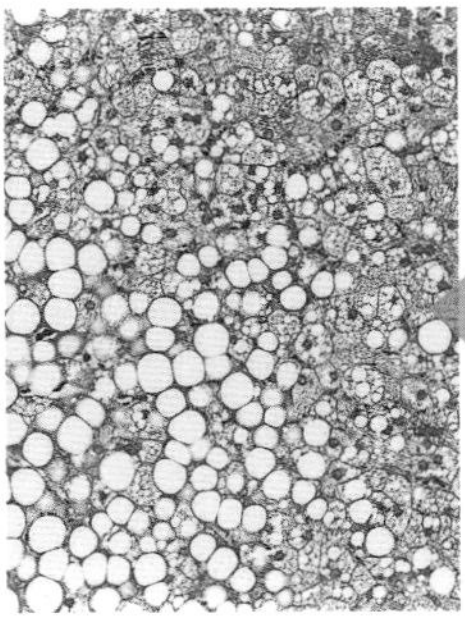

中性脂肪（丸く白い部分）が増えています。

健康な肝臓

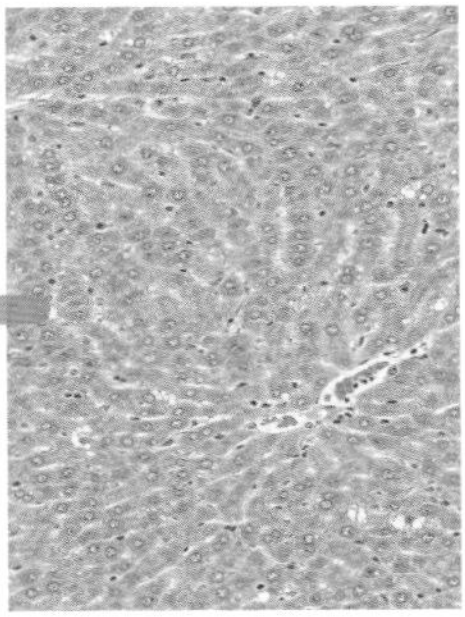

肝細胞が柵状にきれいに並んでいます。

脂肪肝を治さなければ痩せられない!

アルコールも糖質も、分解するのは肝臓の役割。ただし、過剰摂取による負荷で肝臓が疲弊すると、体の至るところで脂肪がたまってしまうことになります。

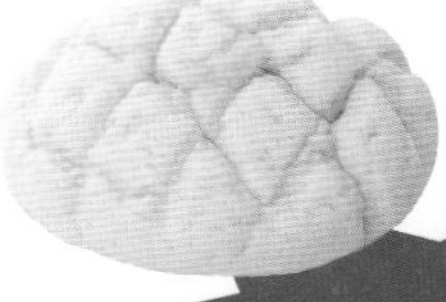

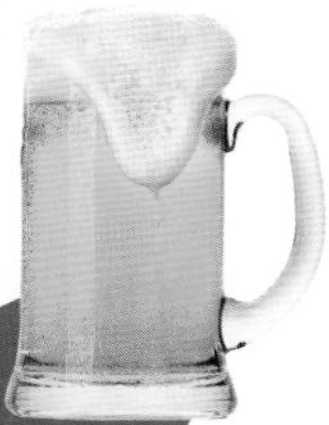

糖質のとり過ぎ

=

非アルコール性脂肪肝

過剰に糖質を摂取することが原因の脂肪肝。消費しきれなかった中性脂肪が、肝臓にたまっている状態です。

アルコールの飲み過ぎ

=

アルコール性脂肪肝

アルコールの飲み過ぎにより、アルコールの分解を担う肝臓が疲弊し、肝臓に脂肪がたまっている状態。

痩せていても脂肪肝の可能性アリ!?

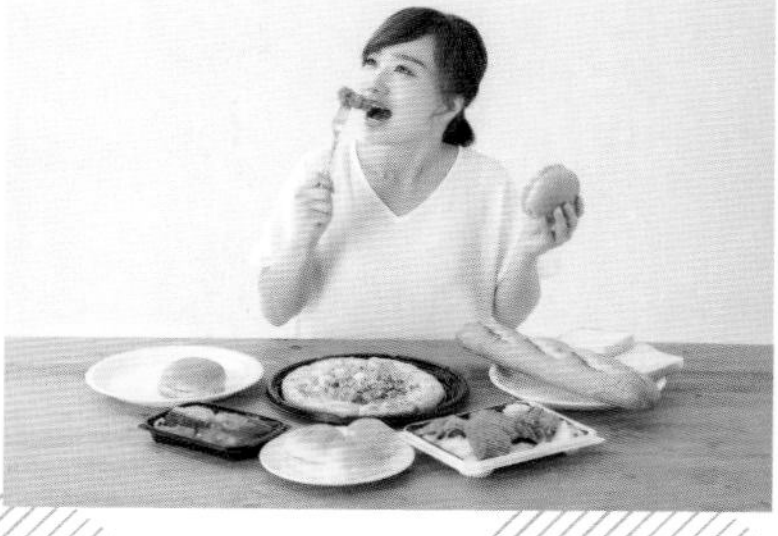

太っていなくても脂肪肝になる!

肥満は脂肪肝を引き起こす原因のひとつではありますが、痩せている人でも脂肪肝になります。肝臓につく脂肪は外見ではわかりにくく自覚症状もないため、気づかないうちに進行していきます。

脂肪肝は健康診断の数値でわかる

外見に現れないため無自覚に進行しやすい

生活習慣病を誘引したり、肝硬変や肝臓がんという重大な病気につながりかねない脂肪肝。自覚症状がなく、気がつかないうちに進行してしまうことも少なくありません。

では、脂肪肝かを知るにはどうすればいいか？ 健康診断を受ければわかります。基本的な肝機能検査の項目で、肝臓の状態を確認できるからです。

はじめにチェックすべき項目は「ALT（GPT）」と「AST（GOT）」です。どちらもアミノ酸をつくるときに使う酵素で、ALT（GPT）の大部分が肝臓に、AST（GOT）は肝臓や筋肉に含まれ、肝細胞が壊れるとこれらが血中に放出されます。いずれかの数値が栗原クリニック提唱の理想値（5～16U／L）を超えると、脂肪肝を患っている可能性が考えられます。

次に、たんぱく質の分解を担う「γ《ガンマ》-GTP」を確認しましょう。肝細胞に含まれている酵素で、肝臓の負担が大きい状態が続くと血液中に漏れ出します。理想値は男性が10～50U／L、女性が10～30U／L。ALT（GPT）やAST（GOT）と比較しながら、肝臓の状態を把握できます。

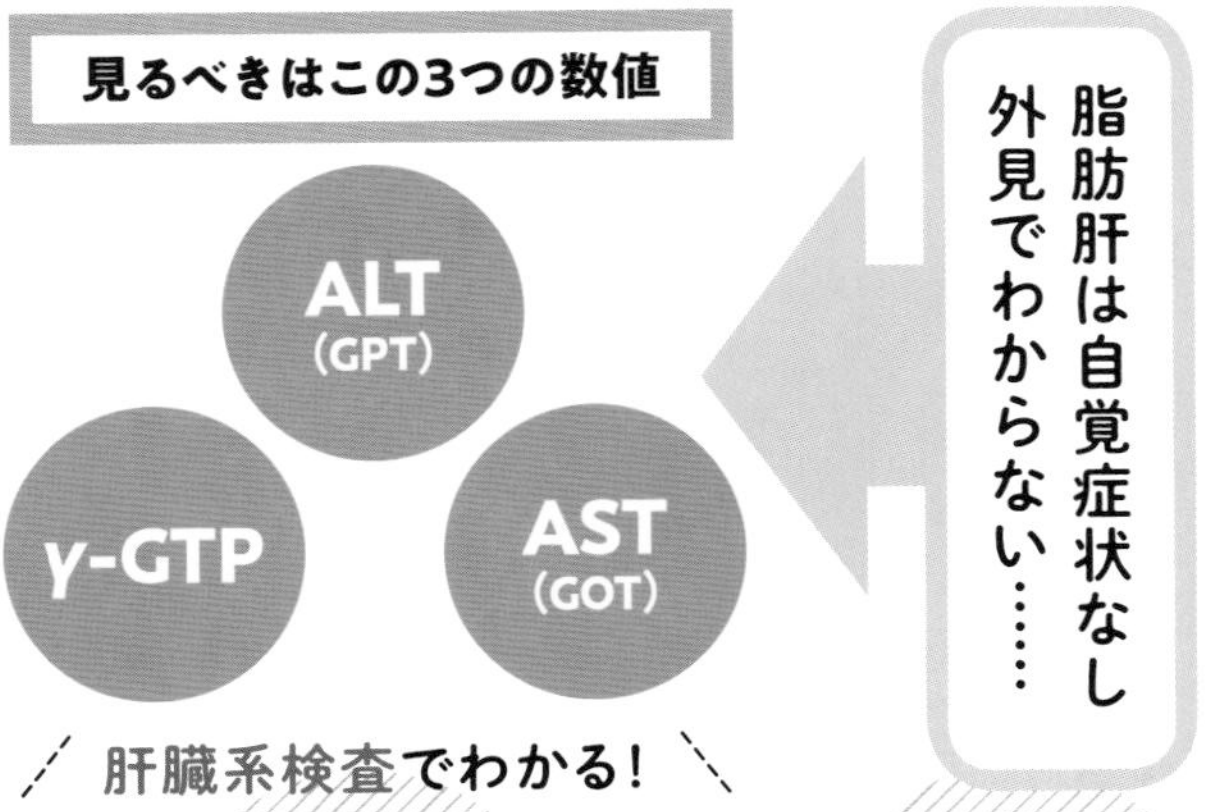

脂肪肝は自覚症状なし
外見でわからない……
見るべきはこの3つの数値
ALT
(GPT)
AST
(GOT)
γ-GTP
肝臓系検査でわかる！

基準値内でも脂肪肝かも!?

栗原クリニックでは、一般的な基準値(その範囲に収まっていれば問題ないとされる数値)よりも厳しめに「理想値」を設定しています。理想値以内の数値なら、脂肪肝は予防できます。

ALT(GPT)

肝臓に多く含まれる酵素。肝細胞が破壊されると血液中に漏れ出すため、数値が高いと脂肪肝を引き起こしていると考えられます。

理想値
5〜16U/L

←

一般的な基準値
10〜30U/L

AST(GOT)

肝臓や筋肉に多く含まれる酵素。ALT(GPT)の数値と比較しながら、肝機能の状態を推察することができます。

理想値
5〜16U/L

←

一般的な基準値
10〜30U/L

γ《ガンマ》-GTP

肝臓に含まれるアルコールの影響を受けやすい酵素。ALT(GPT)とAST(GOT)とともに、アルコール性肝障害の診断の目安に。

理想値
男性 10〜50U/L
女性 10〜30U/L

←

一般的な基準値
男性 79U/L以下
女性 48U/L以下

脂肪肝は1週間で治る

無理なくできる!
脂肪肝を改善する3つのポイント

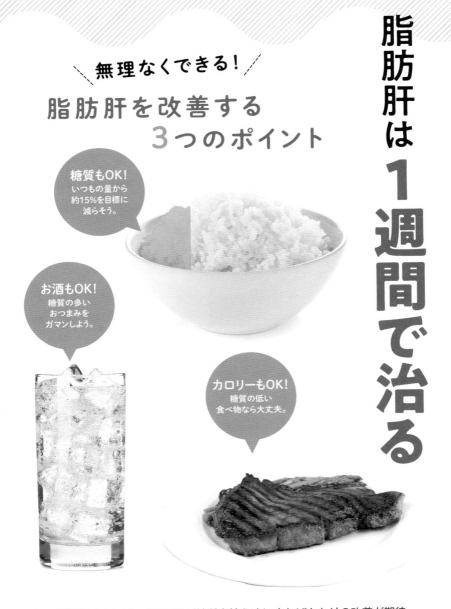

糖質もOK!
いつもの量から
約15%を目標に
減らそう。

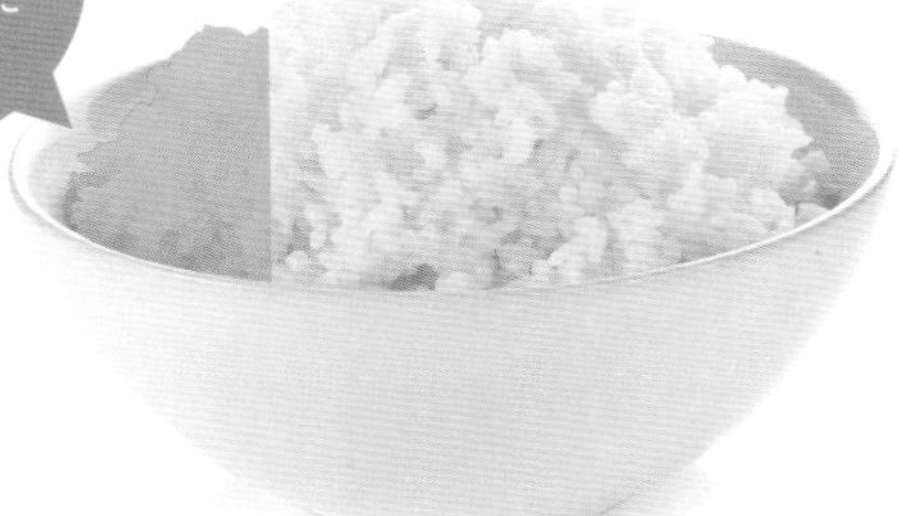

お酒もOK!
糖質の多い
おつまみを
ガマンしよう。

カロリーもOK!
糖質の低い
食べ物なら大丈夫。

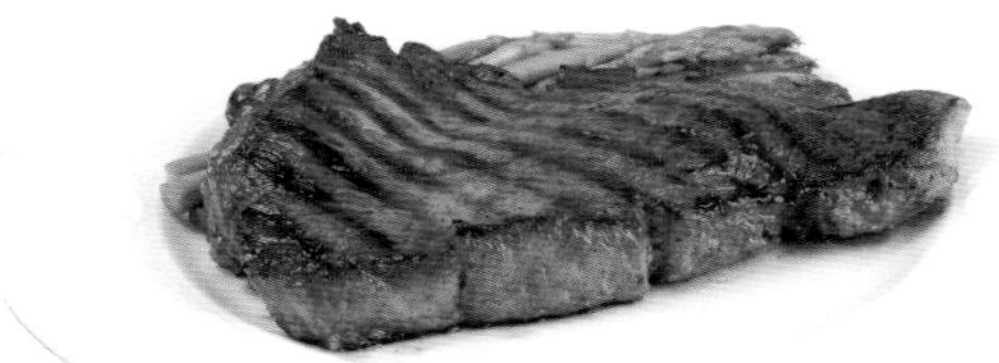

軽い脂肪肝であれば、1週間ほど糖質を控えめにすればかなりの改善が期待できます。ごはんやパン、めん類などの糖質が高い食品に気をつけることで、肝臓の脂肪は解消されていきます。

糖質の量を約15%減らせば脂肪肝は改善する

軽めの脂肪肝は、糖質の摂取量を少しだけ減らす緩やかな食事制限で改善することができます。

具体的にいうと、ごはんやパン、めん類などの主食を、いつもより約15%減らすだけです。野菜でもじゃがいもやさつまいもなどのいも類は糖質が多く含まれていますので、注意が必要です。また、毎日ジュースを飲んだり、お菓子を食べたりしている人は、それらを控えるだけでも効果が見込めるでしょう。

1日の糖質摂取の適正量は、男性が250グラム、女性で200グラムになります。糖質をほとんど含まない肉や魚、卵などを中心とした食生活に見直すことが脂肪肝を治す近道です。

食品に含まれる糖質の量を知ろう!

食べるのを控えよう

糖質が多い食べ物

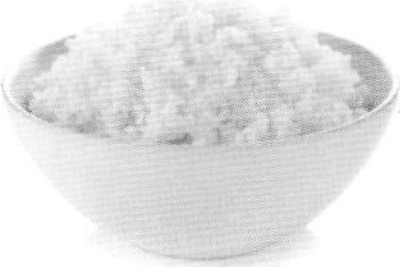

ごはん(1杯)
約55.0g

食パン(1枚)
約26.6g

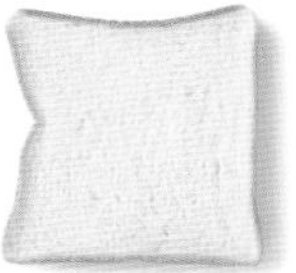

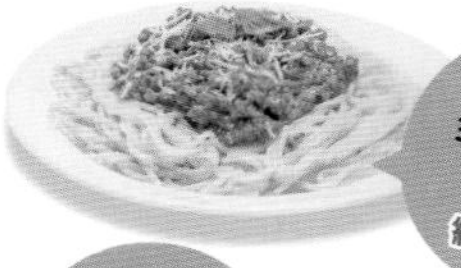

スパゲティミートソース(1人前)
約77.7g

バナナ(1本)
約21.4g

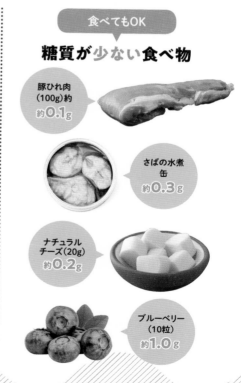

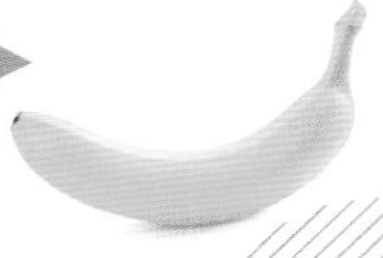

食べてもOK

糖質が少ない食べ物

豚ひれ肉(100g)約
約0.1g

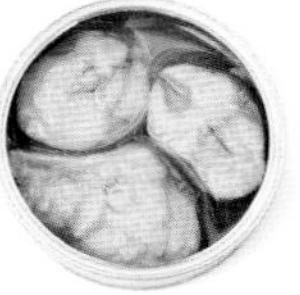

さばの水煮缶
約0.3g

ナチュラルチーズ(20g)
約0.2g

ブルーベリー(10粒)
約1.0g

悪者じゃない!

「コレステロール値が高いと生活習慣病を招く」といわれたこともありましたが、それは古い考えです。免疫力を向上させるなど、健康づくりに役立つことがわかっています。

中性脂肪がコレステロールを悪者にする!

中性脂肪が増え過ぎると、HDL コレステロールを減らして余計なコレステロールが肝臓に戻るのを阻害します。さらに LDL コレステロールを酸化しやすくし、超悪玉コレステロールを生み出します。

中性脂肪が増える

LDLコレステロールを小型化する → 酸化して超悪玉コレステロールになる → 分解できず血管の壁に付着

HDLコレステロールを減らす → 余分なコレステロールが肝臓に戻るのを阻害 → 血液内に余分な脂質が残る

動脈硬化に

大事なのはLDLとHDLのバランス

コレステロールには、肝臓から全身に運ばれる「LDLコレステロール」と、肝臓に戻される「HDLコレステロール」の2種類があります。LDLの値がHDLの値に比べて低過ぎると、がんのリスクが高まるといわれています。一方、HDLが低い状態で高血圧などの要因が重なると、動脈硬化を誘引します。そもそも人間の体には、LDLとHDLのバランスを一定に保つ働きがありますが、生活習慣の乱れや運動不足などで、そのバランスが崩れてしまうのです。

また中性脂肪が増え過ぎると、LDLが酸化しやすくなり、超悪玉コレステロールと呼ばれる「酸化コレステロール」となって動脈硬化を引き起こす原因になりかねません。

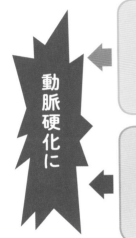

コレステロールは

コレステロールは体をつくる重要なもの

肝臓から全身に運ばれるものを「LDL コレステロール」、肝臓に戻されるものを「HDL コレステロール」といいます。この２つはそれぞれ人間の健康を保つうえで大切な役割を担っています。

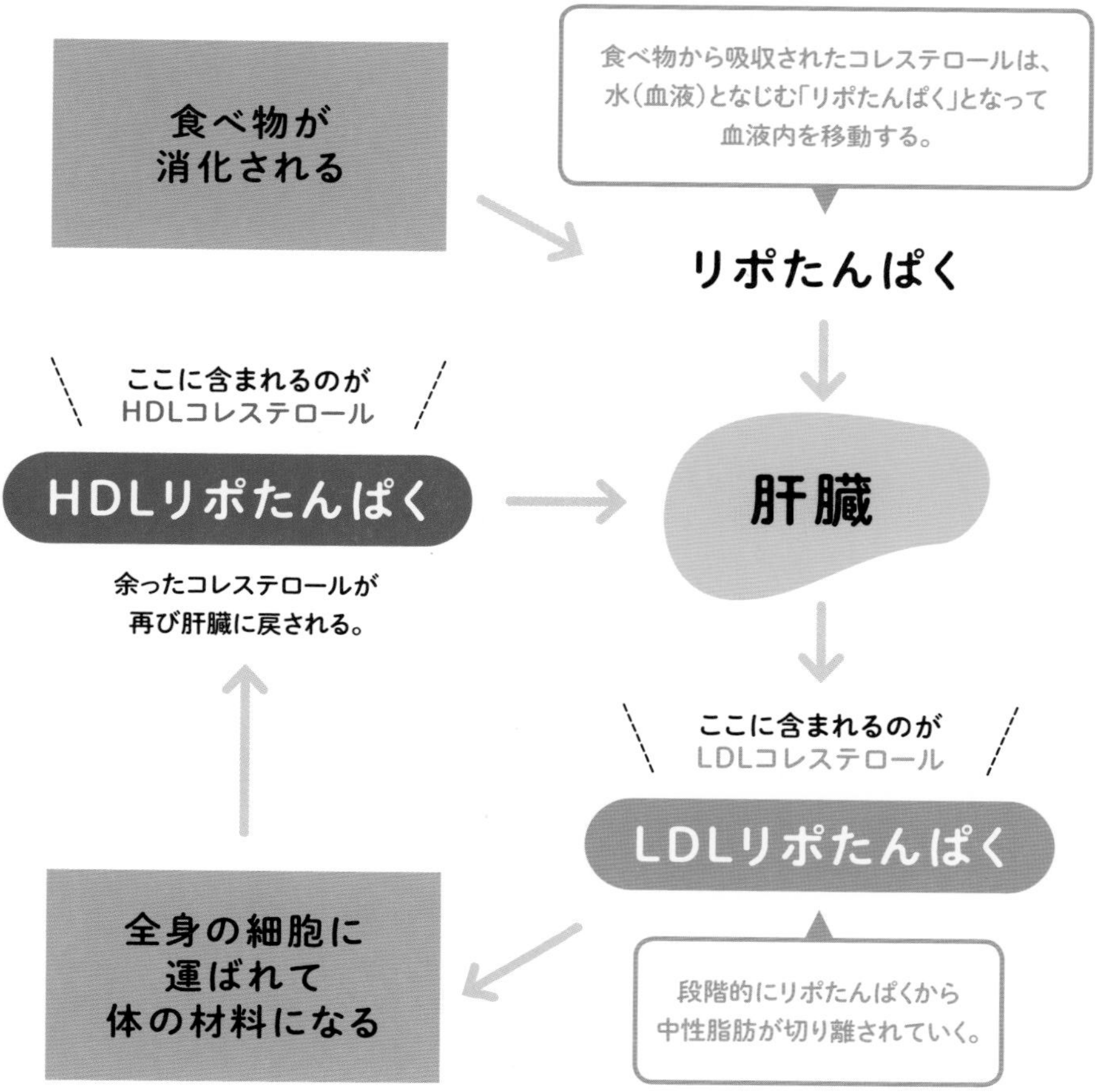
食べ物が
消化される
食べ物から吸収されたコレステロールは、
水(血液)となじむ「リポたんぱく」となって
血液内を移動する。
リポたんぱく
肝臓
ここに含まれるのが
LDLコレステロール
LDLリポたんぱく
段階的にリポたんぱくから
中性脂肪が切り離されていく。
全身の細胞に
運ばれて
体の材料になる
余ったコレステロールが
再び肝臓に戻される。
ここに含まれるのが
HDLコレステロール
HDLリポたんぱく

はココに注目!

肝臓系検査			
項目	基準値	理想値	解説
ALT（GPT）	10~30U/L	5~16U/L	糖質の過剰摂取によって肝細胞に異常が起きると増加します。16U/Lを超えていたら脂肪肝を疑いましょう。
AST（GOT）	10~30U/L	5~16U/L	肝細胞が壊れたときに放出される酵素で、ALTより高いとお酒の飲み過ぎ、低いと糖質のとり過ぎの可能性があります。
γ-GTP	男性：79U/L以下 女性：48U/L以下	男性：10~50U/L 女性：10~30U/L	肝臓や胆道(胆汁の通り道)に異常が起こると数値が上昇します。数値が高い場合、アルコール性脂肪肝の可能性大。
アルブミン	3.7~5.5g/dℓ	4.8~5.5g/dℓ	栄養素を体中に運ぶ働きを担う血中のたんぱく質で、不足すると筋肉や血管をつくれず、脂肪を燃焼する力も弱まります。

一般的な基準値内でもALTとASTが16U/ Lを超えている場合は脂肪肝が始まっている可能性が高いです。また、γ-GTPはアルコール性肝障害の目安となり、数値が高い場合はアルコール性脂肪肝である可能性があります。

健康診断の数値

検査	項目	基準値	診断基準	病名
糖体質系検査	HbA1c	5.9%以下	6.5%以上	糖尿病
糖体質系検査	血糖値	空腹時 70～109mg／dℓ	空腹時 126mg／dℓ以上	糖尿病
脂質代謝検査	中性脂肪	50～149mg／dℓ	150mg／dℓ以上	高中性脂肪血症
脂質代謝検査	HDLコレステロール	男性：40～80mg／dℓ 女性：40～90mg／dℓ	40mg／dℓ未満	低HDLコレステロール血症
脂質代謝検査	LDLコレステロール	70～139mg／dℓ	140mg／dℓ以上	高LDLコレステロール血症
血圧	収縮期（最高）	～129mmHg	収縮時 140mmHg以上 あるいは 拡張時 90mmHg以上	高血圧
血圧	拡張期（最低）	～84mmHg	収縮時 140mmHg以上 あるいは 拡張時 90mmHg以上	高血圧

三大生活習慣病である「高血圧」「脂質異常症」「糖尿病」は血圧、コレステロール値、血糖値などの数値で確認しましょう。脂質代謝検査は、ひとつでも異常があった場合は脂質異常症です。

ストレス0！で
脂肪が 食べ方

内臓脂肪がたまる原因は生活習慣、
なかでも食生活が大きく影響しています。
内臓脂肪はすぐにたまってしまいますが、
実は、落とすのは簡単。
食生活を少し見直すだけで、
内臓脂肪はみるみるうちに落ちていきます。
無理なく続けられる、
内臓脂肪が落ちる食べ方を知って、
食事の仕方を改善しましょう。

食べる時間を変えるだけ！

糖質が多めの食事は10時～19時がベスト。深夜や寝る前は脂肪がたまりやすくなります。

食べる順番を変えるだけ！

同じメニューでも糖の吸収を抑える食物繊維から食べれば、血糖値の上昇を防ぐことができます。

第3章

内臓脂肪が落ちる

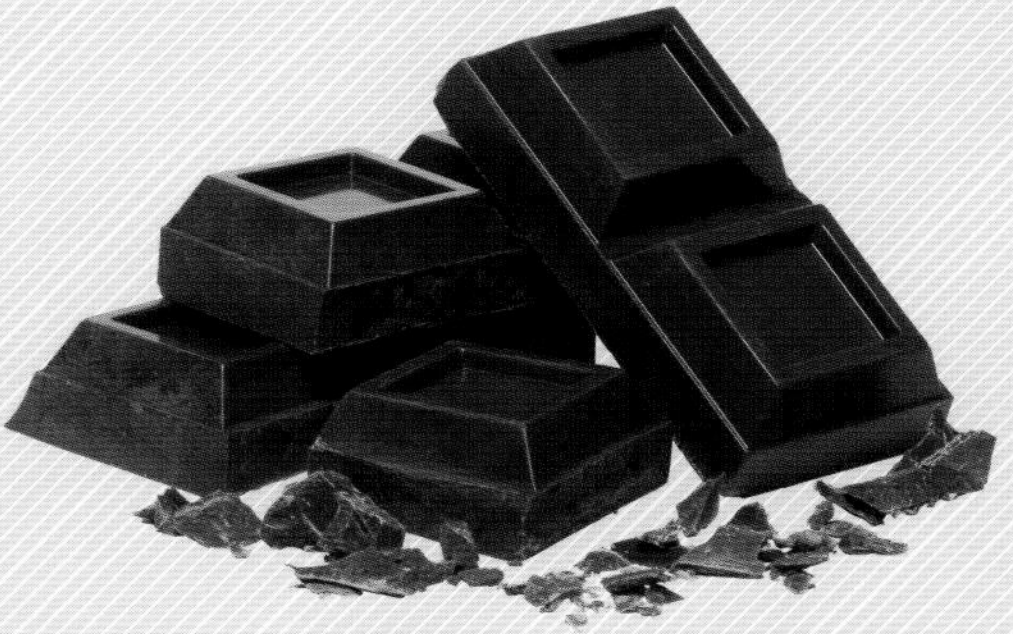

間食には高カカオチョコレート!

血糖値を下げ、脂肪を燃焼しやすくする働きがあり、こまめに食べると効果的。

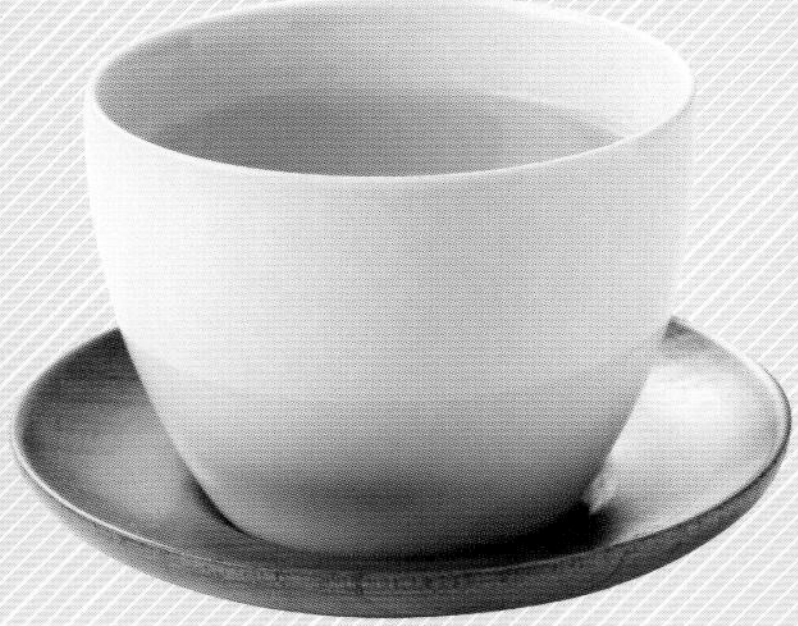

飲み物は緑茶を飲むべし!

内臓脂肪がつくのを抑える栄養素が豊富です。ペットボトル入りでも OK。

5:3:2

内臓脂肪を効率よく落とすためには、糖質の摂取を控えめにすることが大切です。炭水化物とたんぱく質、脂質をバランスよくとるよう意識しましょう。

炭水化物を減らしてたんぱく質を増やそう

食べ物に含まれる成分のうち「炭水化物」「たんぱく質」「脂質」は、人間の体に必要不可欠な三大栄養素です。

炭水化物と脂質は体を動かすエネルギー源になるほか、脂質の一部は細胞をつくる材料、たんぱく質は主に筋肉や臓器、血液などをつくるもととして使われます。

なかでも炭水化物は「糖質」と「食物繊維」で構成されているのですが、内臓脂肪を減らしていくためには、炭水化物に含まれる「糖質」を控えめにすることも重要です。

日本人が1日に摂取する栄養素は、「炭水化物6：たんぱく質2：脂質2」が一般的だと考えられています。例えば、2005年に厚生労働省と農林水産省が合同で作成した「食事バランスガイド」によると、1日の主食の目安は「ごはん中盛りなら4杯」「食パンなら6枚」「うどんやそばなら3杯」と示しています。この目安に従うと、1日の総摂取カロリーの5～6割を糖質でとることになります。

食事バランスガイドはひとつの指標として、日本人の平均的な食事をもとに作成されたものですが、科学的根拠はありません。内臓脂肪を減らしたいのであれば、食事バランスガイドよりも炭水化物は控えめに。「炭水化物5：たんぱく質3：脂質2」のバランスを意識するとよいでしょう。

近年はダイエットなどの目的で、過度の糖質制限をする人もいます。ただ糖質も重要な栄養素ですので、5割以下に減らすのはNGです。1日の糖質摂取の適正量（男性250グラム、女性200グラム）を超えないようにすればよいのです。

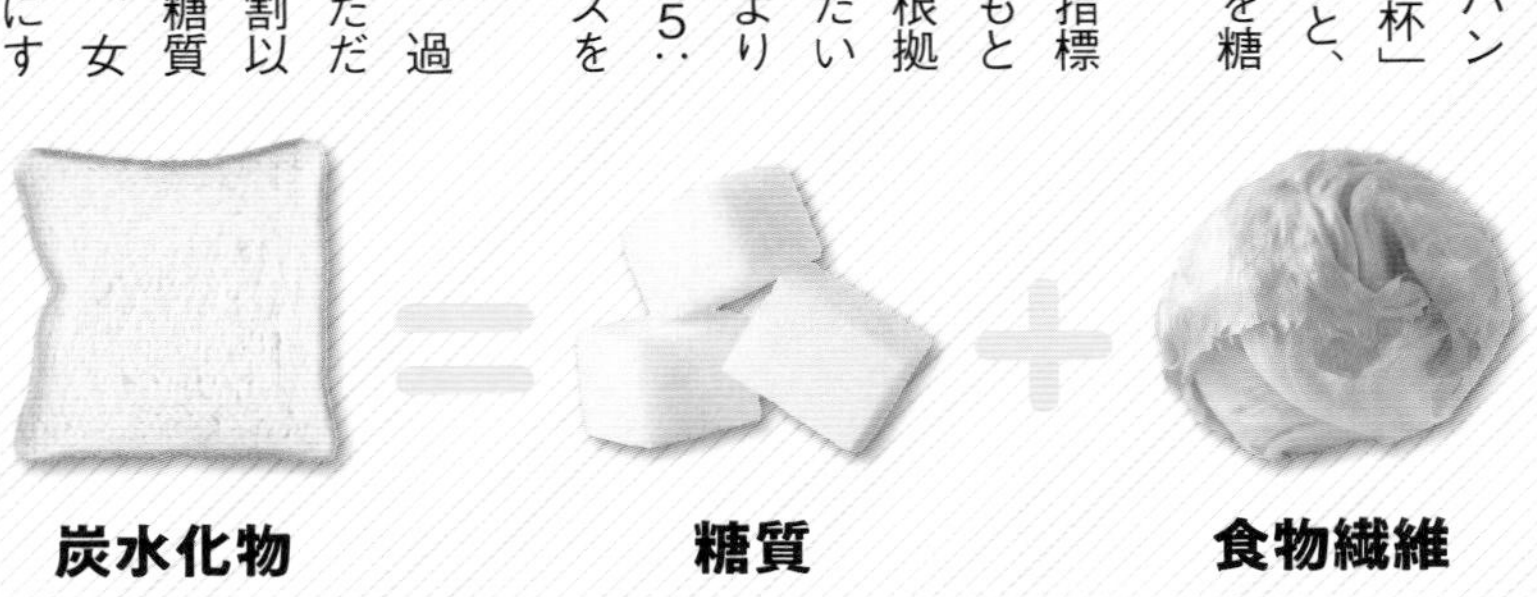

気がつかないうちに
糖質をとり過ぎているかも!?

理想の食事の割合は

内臓脂肪を落とすなら炭水化物(糖質)を減らしてたんぱく質を増やそう!

炭水化物	たんぱく質	脂質
6	2	2

6：2：2

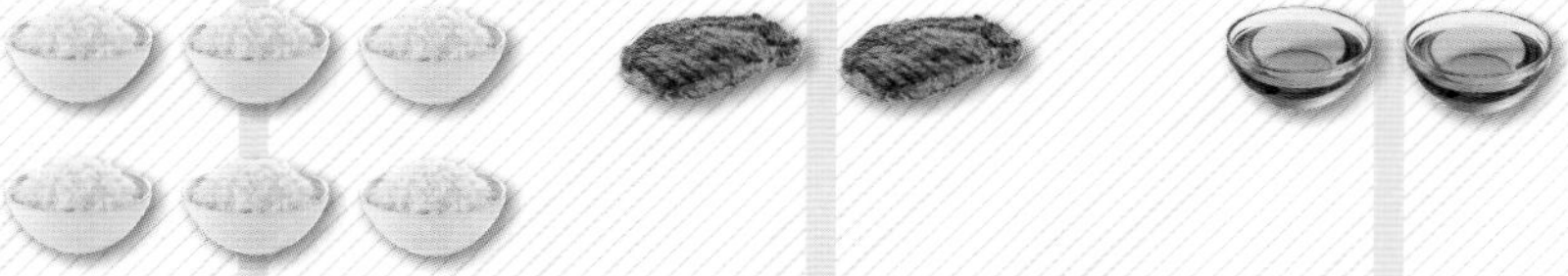

約15%分減らそう!

炭水化物を減らした分を増やそう!

全体の2割におさめよう!

5：3：2

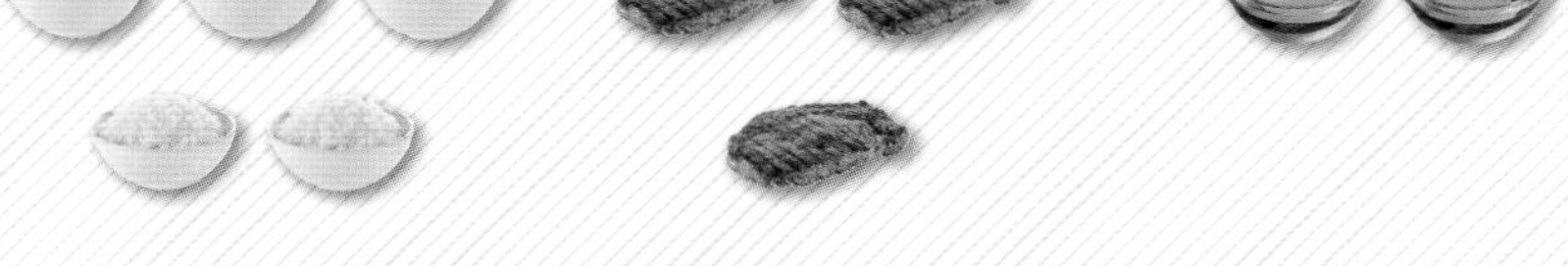

厚生労働省と農林水産省が作成した「食事バランスガイド」は実はバランスが悪く、1日の主食の目安を参考にすると、1日の総摂取カロリーの50～60%を糖質でとることになってしまいます。糖質を減らして、その分たんぱく質を増やすのがおすすめです。

カロリーより気にするべきは糖質

血糖値を上げない食べ方がポイント

内臓脂肪をためない食事に大切なのは「糖質」だと紹介してきました。具体的には、油分が多くカロリー高めの食事は控えめにする必要はありません。一方で、ごはんやパンなどの糖質の高い食事はセーブする必要があります。なぜそれで脂肪がたまらなくなるかといえば、鍵は「インスリン」というホルモンにあります。

インスリンは血液中の糖の量（血糖値）を下げるために働くホルモンです。人が糖質の多い食べ物を口にすると、

糖質が肥満を引き起こすメカニズム

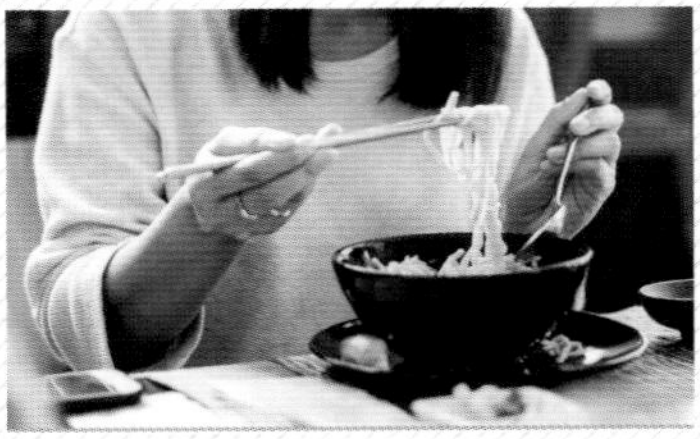

1 糖質をとると血糖値が上がる

ごはんやパンなどに含まれる糖質を摂取すると、血糖値が上昇します。

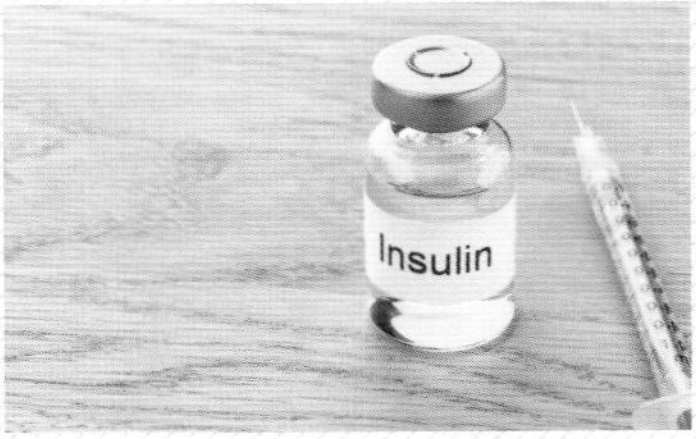

2 使い切れなかったインスリンが余る

血糖値を下げるために分泌されたインスリンが、血液中に余ります。

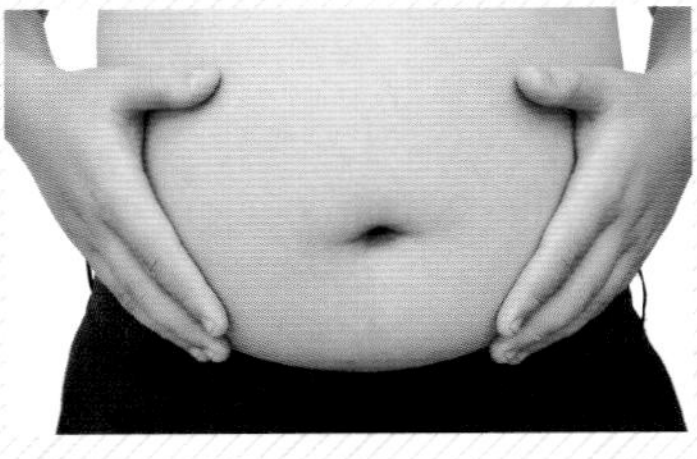

3 余ったインスリンが脂肪をつくる

余ったインスリンは脂肪細胞に働きかけてブドウ糖を脂肪に合成します。

小腸でブドウ糖に分解・吸収され、血糖値が上がってすい臓からインスリンが分泌されます。大量に糖質を摂取すると、その分、急激に血糖値が上がり、インスリンも大量に分泌されることになります。大量に分泌されて余ったインスリンは、ブドウ糖を脂肪に変えて体に蓄えるよう働きます。ブドウ糖は体のエネルギー源になりますが、運動不足などで体がエネルギーを必要としていないと、消費されないまま血液中に余ることに。このブドウ糖をインスリンがどんどん脂肪に変えて蓄積していくというわけです。

ちなみに、下記のグラフのように、糖質をとると血糖値は急上昇します。一方、カロリーの高い肉料理を食べても、血糖値は変わらず横ばいのまま。つまりインスリンによる脂肪の蓄積を避けるためには、カロリーではなく糖質のとり過ぎに注意すべきなのです。

カロリーではなく糖質が血糖値を上げる!

脂肪の合成を促すインスリンは糖質を摂取することで分泌されます。脂肪を減らすには、カロリーよりも糖質を控えるほうが効果的なのです。

おにぎり3個を食べ缶コーヒーを飲んだ後の血糖値の変化

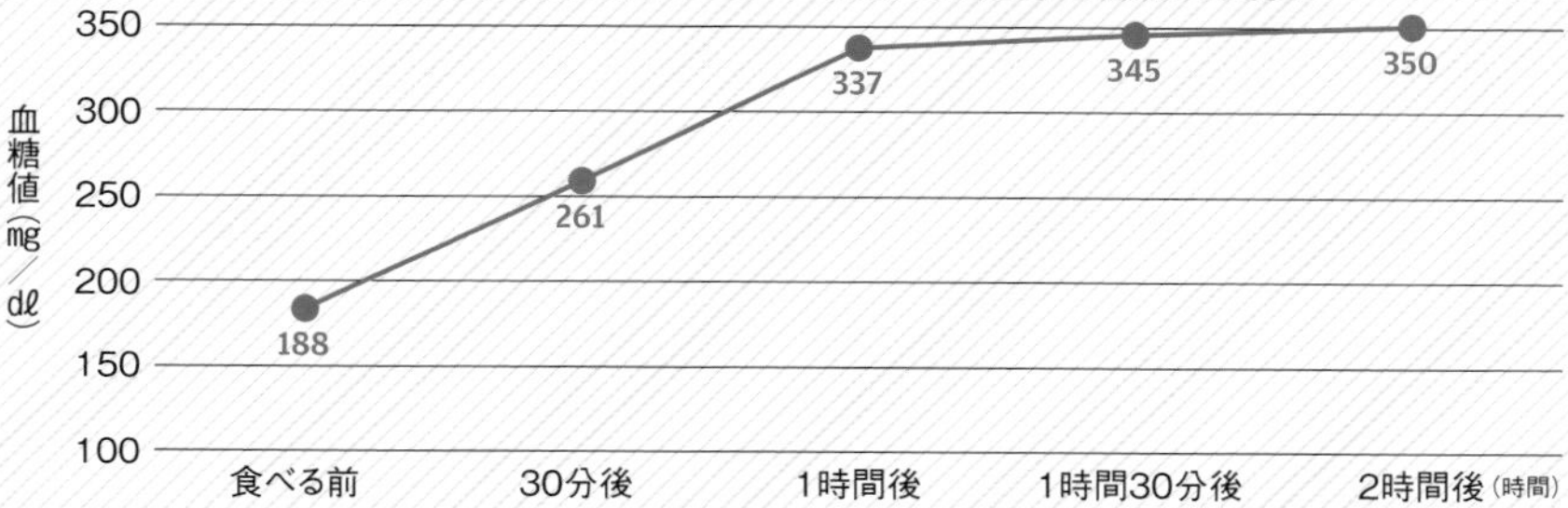

サーロインステーキ(160g)を食べた後の血糖値の変化

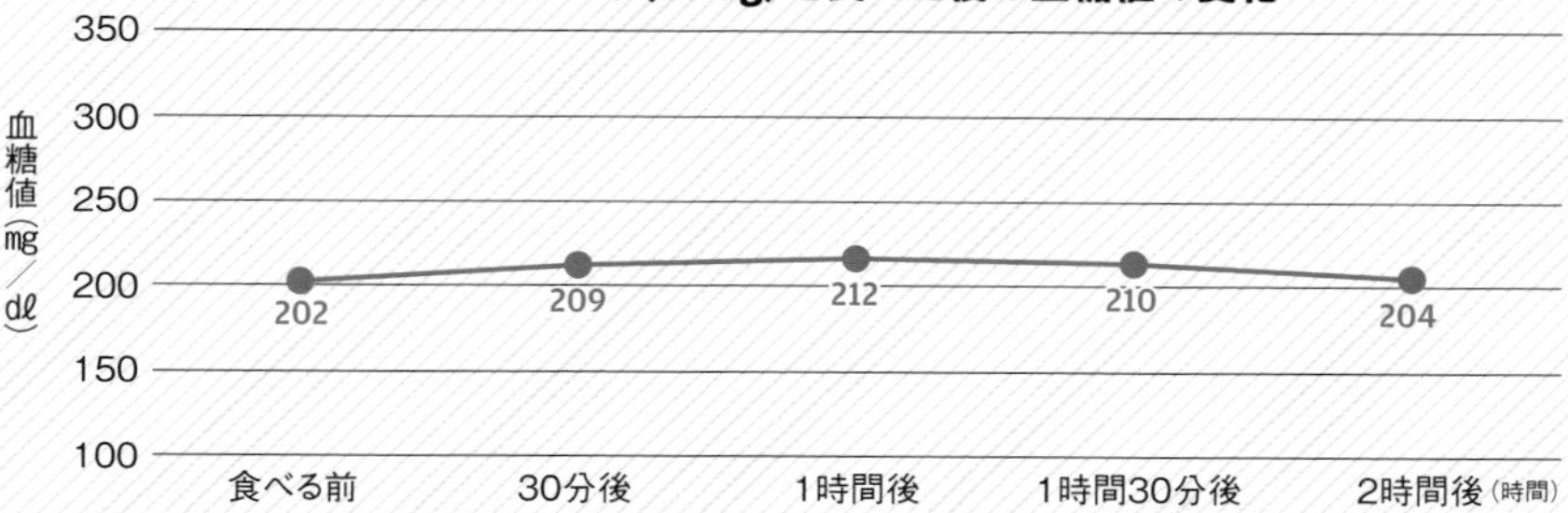

※栗原クリニック東京・日本橋院調べ

超簡単！

糖質ちょいオフのやり方

内臓脂肪を減らしたい人にぜひおすすめしたいのが「糖質ちょいオフ」です。1日の糖質をこれまでの量から約15％減らすだけでよく、カロリー制限もないので無理なく取り組めるでしょう。

食べてもよいもの

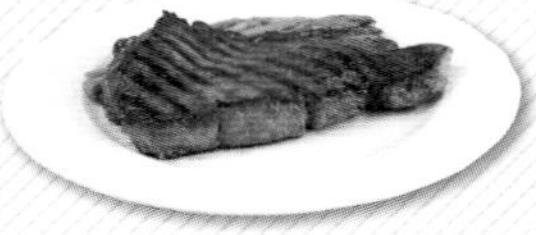

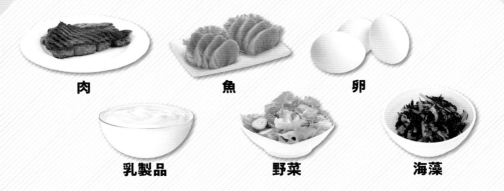

肉

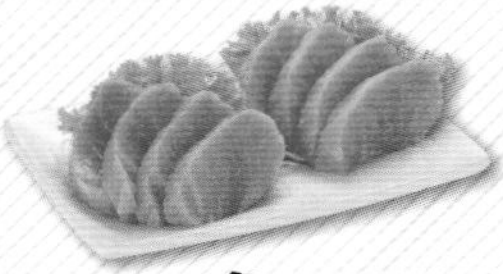

魚

卵

乳製品

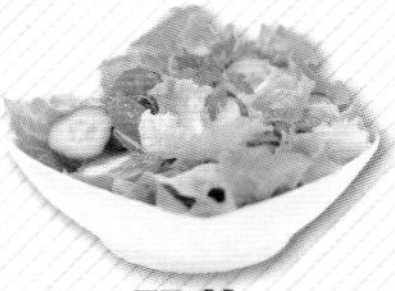

野菜

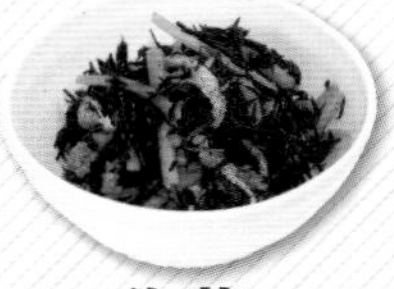

海藻

食べるのを控えたいもの

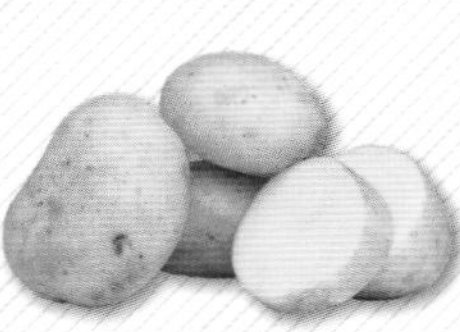

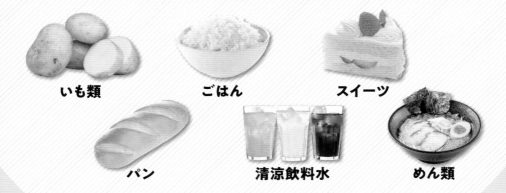

いも類

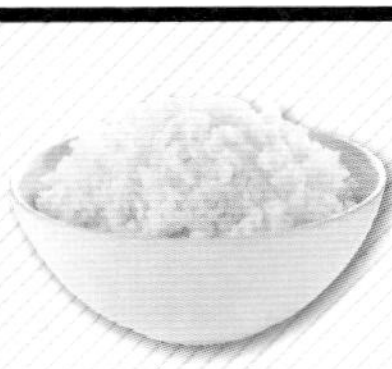

ごはん

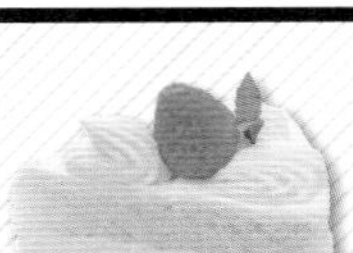

スイーツ

パン

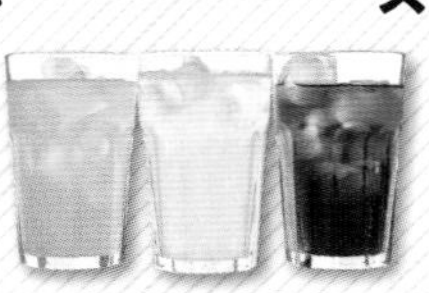

清涼飲料水

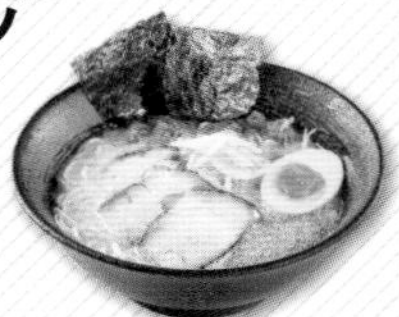

めん類

糖質ちょいオフ5カ条

その1

ごはんの量を減らし 糖質15%カット

ごはんの量を減らして糖質を約15%カットしましょう。外食の際は「ごはん少なめ」とオーダーを。

その2

肉や魚、卵など たんぱく質は多めにとる

たんぱく質が豊富に含まれる肉や魚は積極的に食べましょう。卵はとりわけ良質なたんぱく源です。

その3

ジュースは糖質が高め 水かお茶を選ぼう

ジュースは糖質たっぷりのものがほとんどです。飲み物はできるだけ水かお茶を選びましょう。

その4

コンビニのおにぎり、菓子パンなどは食べない

コンビニなどのおにぎりや菓子パン、めん類は手軽で便利ですがどれも糖質高めなので、避けるのが正解。

その5

夕食は早い時間に 済ませる

脂肪をため込まないためには夕食を早めに済ませて、遅い時間には何も食べない習慣づくりを。

無理し過ぎず 続けることが大切!

糖質ちょいオフはストイックになり過ぎず、この5カ条を押さえておけばOK。主食を選ぶ際には、食物繊維が豊富で食べ応えのある「黒っぽい食品」を選ぶとよいでしょう。米であれば玄米や雑穀米、パンならライ麦パンや全粒粉パンなどがおすすめです。

食べる順番で太らない食事に

食べ方を変えるだけで血糖値は上がりにくくなる

内臓脂肪をためないためには、血糖値を急激に上げない工夫が必要です。血糖値が急上昇するとインスリンが大量分泌され、脂肪がたまりやすくなってしまいます。食べる順番によっても血糖値の上がり方は変わるので、血糖値が上がりにくい食べ方を習慣化してください。

まず、はじめにとってほしいのが、食物繊維です。食物繊維は腸内での糖質の吸収を遅らせるため、先に食べておくと血糖値の上昇を緩やかにします。野菜や海藻、きのこ類などに多く含まれるので、これらの食品から食べるようにしましょう。

次にとってほしいのが肉や魚、卵、大豆製品などに含まれるたんぱく質です。食物繊維で消化の準備が整った後に食べれば、余すところなくたんぱく質を吸収できるはずです。

その後、みそ汁やスープといった汁物でお腹を膨らませてから、最後にごはんやパンなどに含まれる糖質をとるようにしてください。急激な血糖値の上昇が防げるうえ、ある程度の満腹感も得られるので、食べ過ぎ防止につながります。

コンビニでごはんを買った場合でも……

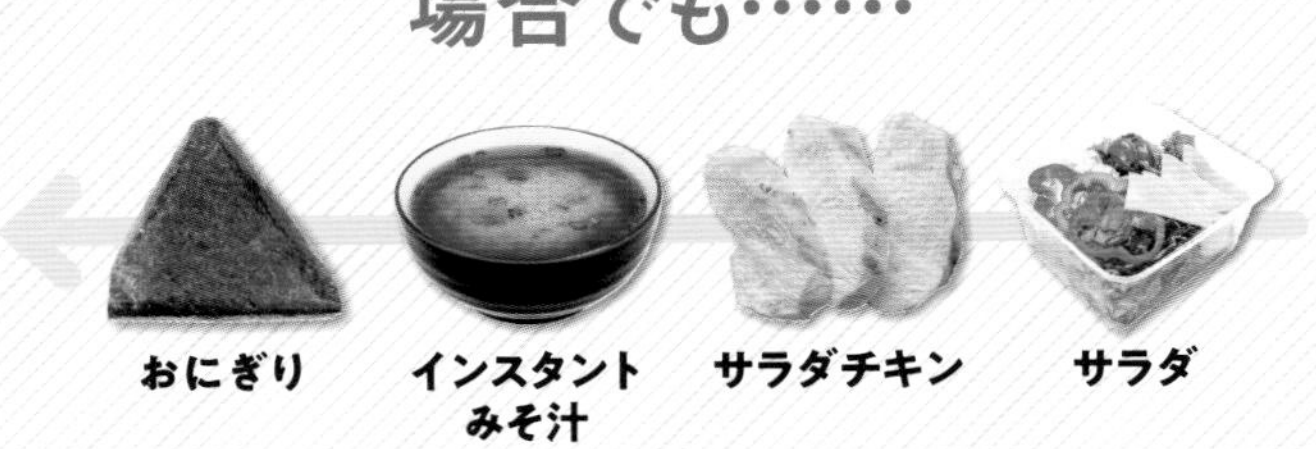
おにぎり
インスタントみそ汁
サラダチキン
サラダ

食べる順番を変える工夫を

食べる順番を工夫するだけで 内臓脂肪が落ちる

内臓脂肪を効率よく落としていくためには、食べる順番にもひと工夫。「食物繊維」で胃腸を整えてから「たんぱく質」を食べ、水分を挟んでから「糖質」をとれば、血糖値の急上昇を防ぐことができます。

1 食物繊維を食べる

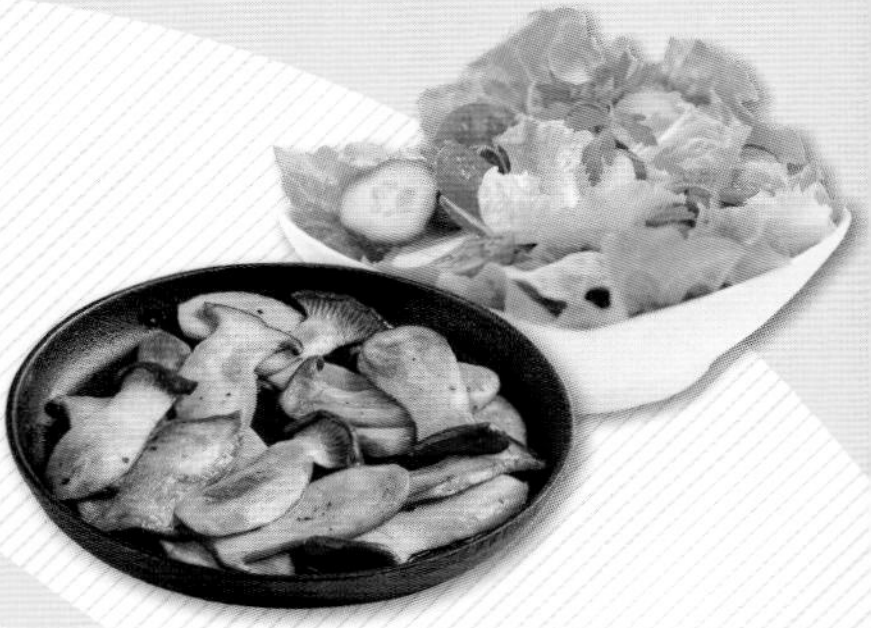

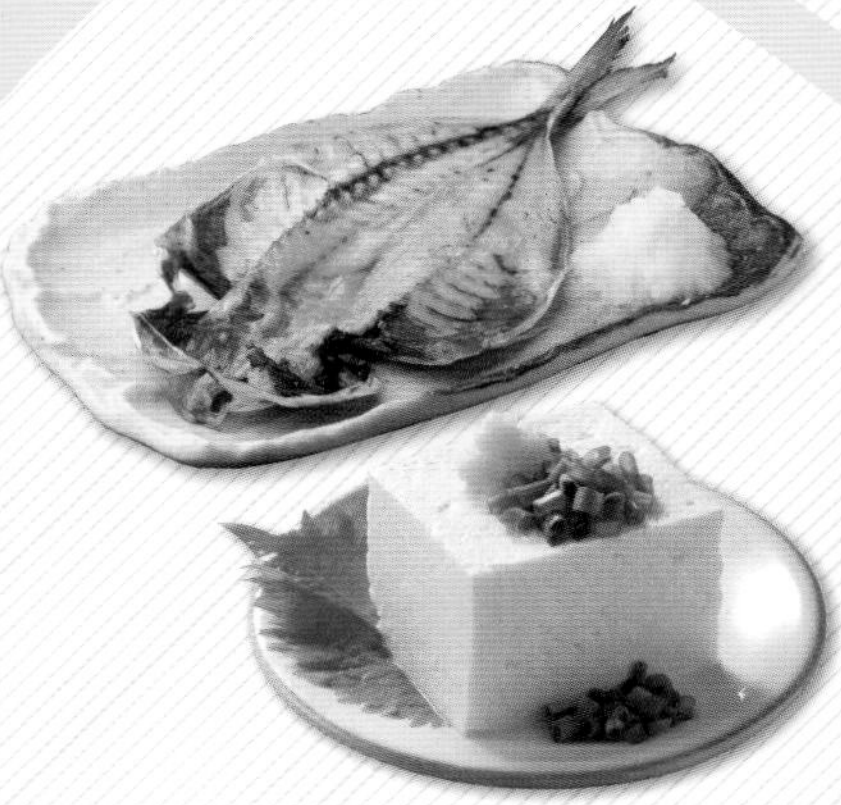

2 たんぱく質を食べる

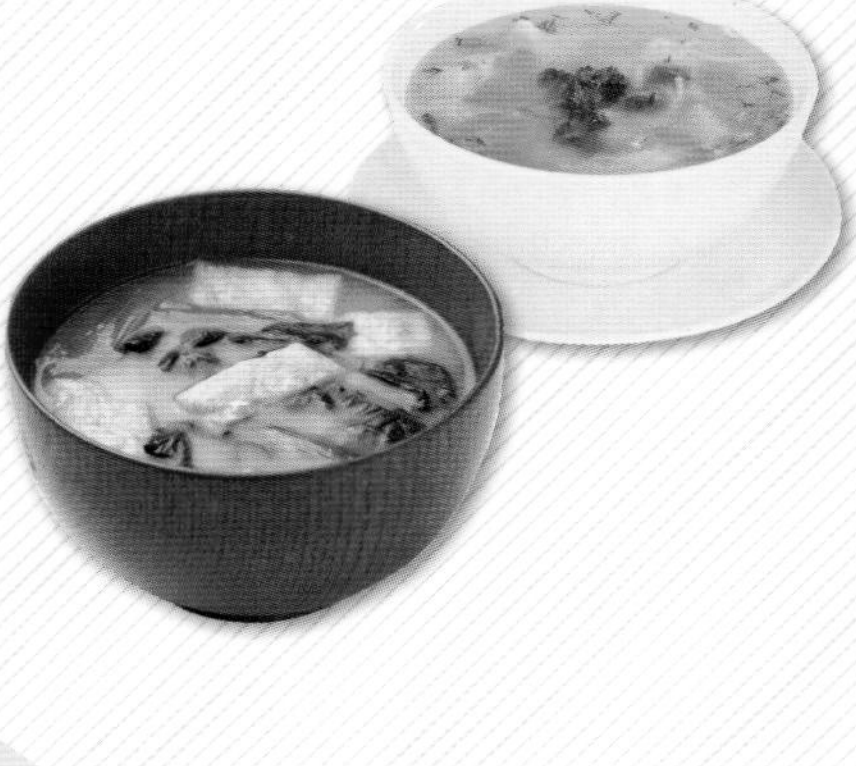

3 水分をとる

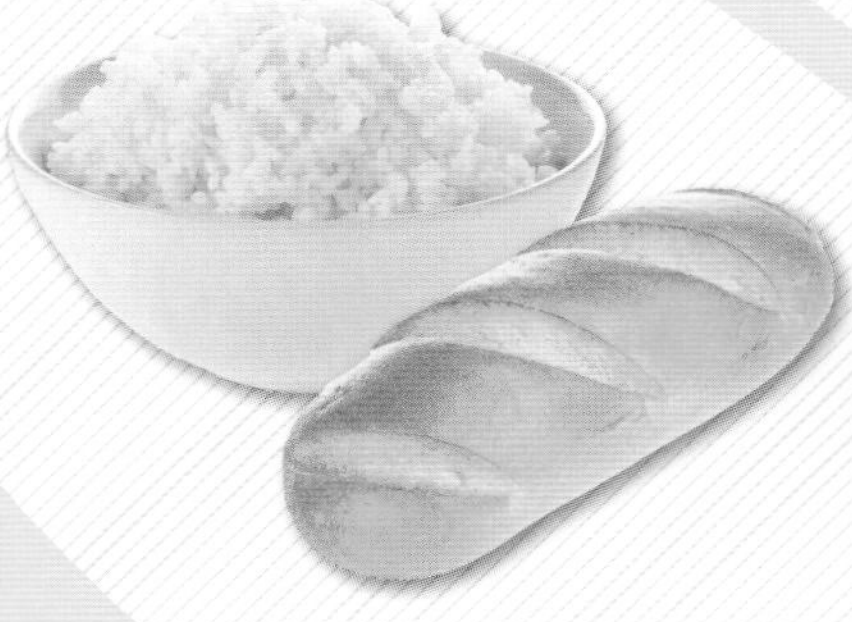

4 糖質を食べる

太りやすくなる?

食べる時間帯によっても脂肪のつきやすさは変わります。食べる時間帯も意識して、脂肪を落としましょう。

深夜の食事は太る!

体内時計をコントロールしている「BMAL1」は、脂肪細胞を増やす働きもあります。その働きは時間帯によって20倍近くもの差があるので、BMAL1が活性化している時間帯を避けて食べることが大切です。

BMAL1の1日の活性度の変動

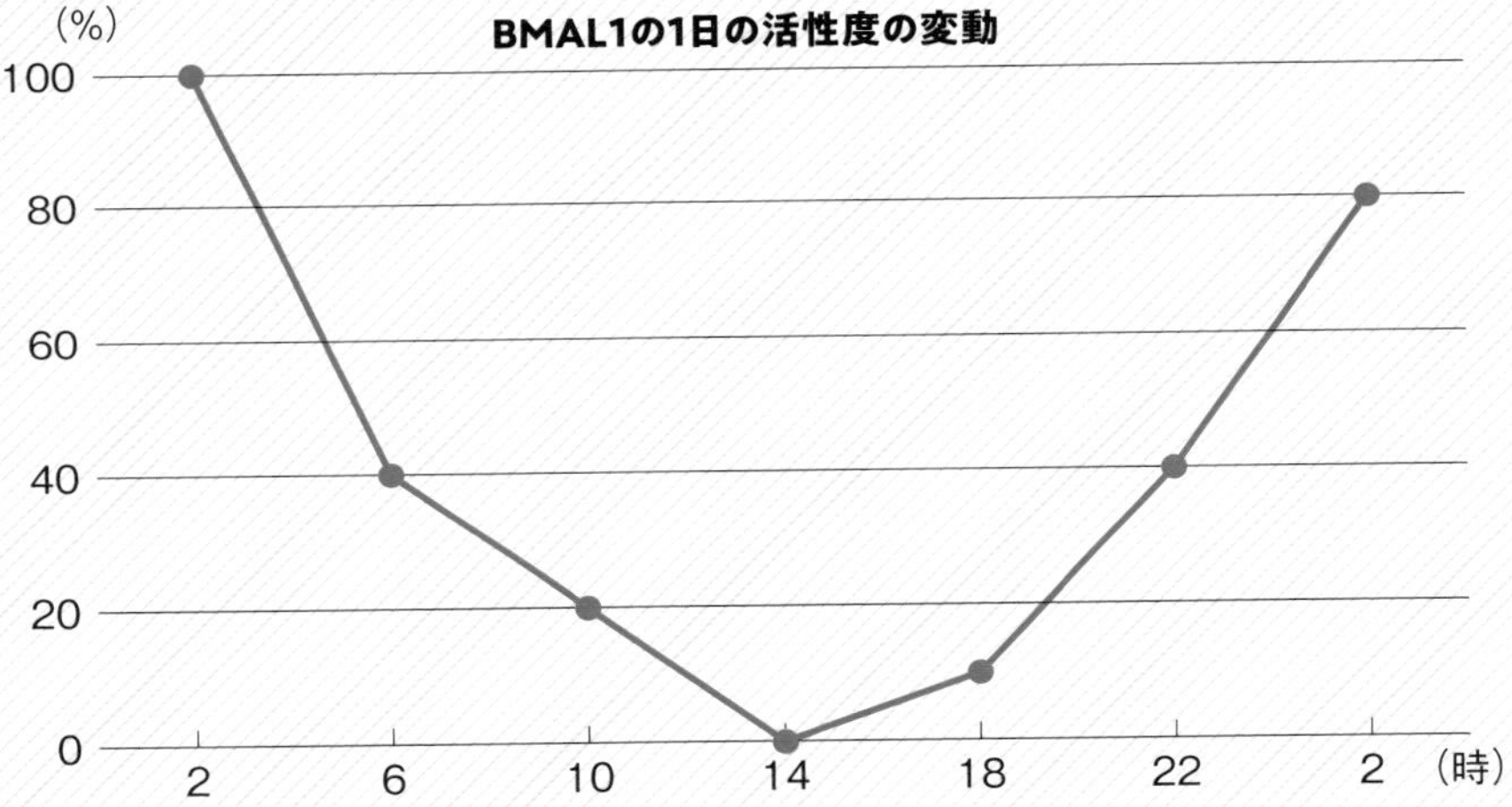

出典:グラフデータ／日本大学薬学部 榛葉繁紀准教授による。

食事をするなら10時〜19時が理想

「痩せたい」「脂肪を減らしたい」という理由で、食事を抜く人がいますがそれは間違い。朝・昼・夕3食きちんと食べるほうが、脂肪はたまりにくいといえるでしょう。

なぜなら、1食抜いて食事と食事の間が空き過ぎると、体が飢餓状態になるから。例えば、昼食を抜くと夕食時には体が飢餓状態になっており、夕食でとった糖質を急いで吸収し、脂肪として体に蓄積しようとするのです。さらに血糖値も急上昇するため、脂肪がたまりやすくなります。

また、食べる時間帯に気をつけることでも、脂肪はたまりにくくなります。22時〜深夜2時は、生活リズムを調整するたんぱく質のひとつで、脂肪細胞を生み出す働きがある「BMAL1」

食べる時間によって

食べるなら 10時〜19時が理想

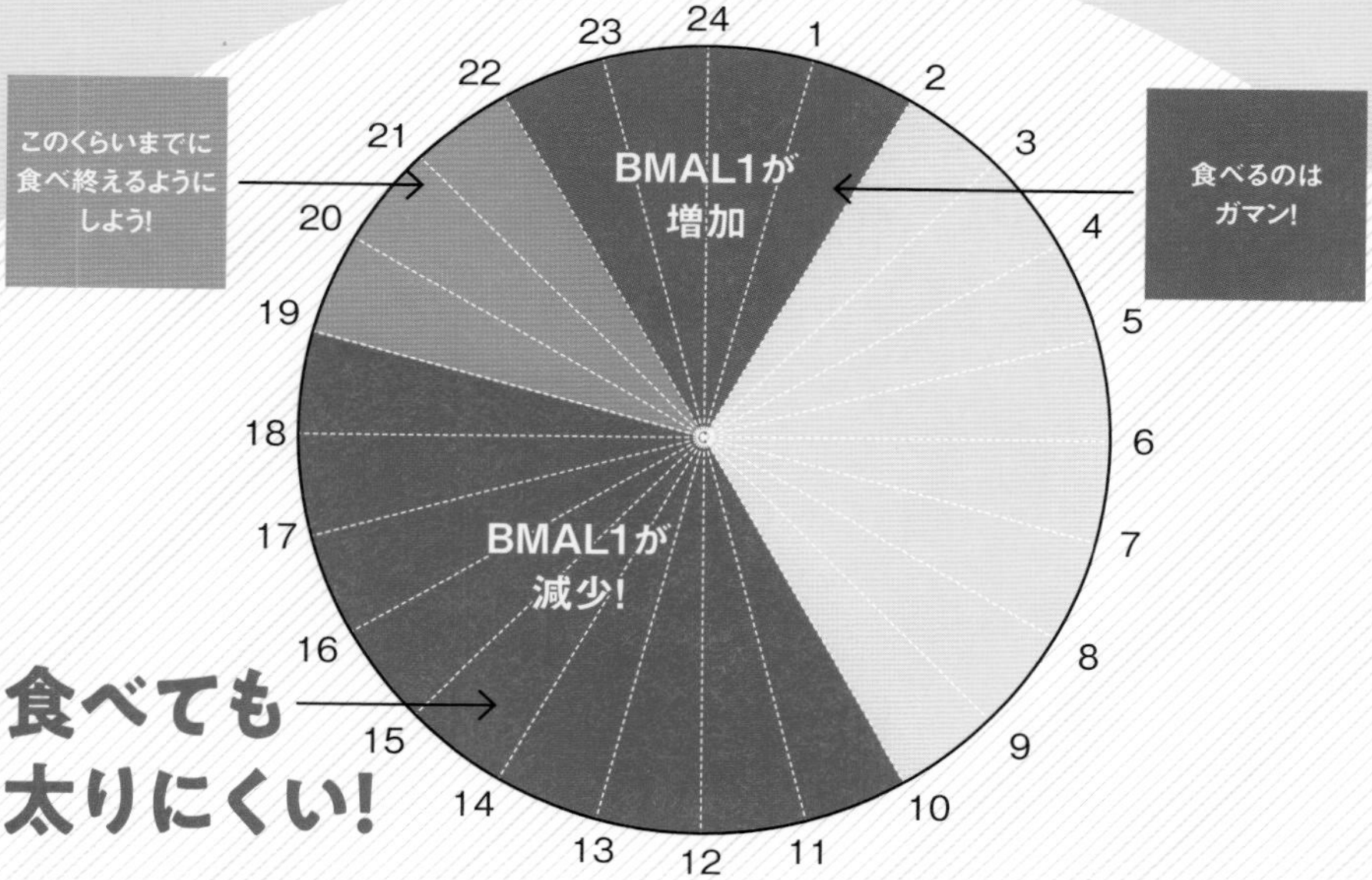

が活性化する時間帯だといわれています。この時間帯にたくさん食べると、それだけ脂肪が生成されてしまうのです。一方、上記のグラフからわかる通り、BMAL1が最も非活性化する時間は14時。BMAL1が比較的少ない10時〜19時に食事をとるのが、理想的だといえます。

また脂肪を燃焼させる「成長ホルモン」は、22時〜深夜2時に多く分泌されます。この時間帯に食べ物が胃に残っていると、成長ホルモンの分泌量が減ることもわかっています。

成長ホルモンをより多く分泌させ脂肪を燃焼しやすくするには、22時までに消化が終えられるよう、19時頃までに食事をとり終えるのがベストです。どうしても食べる時間が遅くなってしまう人は、なるべく消化のよいものを選んで、22時までに消化が終えられるようにするとよいでしょう。

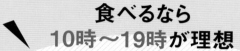

外食で痩せる最強の食べ方

少しの工夫で外食も痩せやすい食事に

外食が多い人は、糖質が少ないメニューを選ぶことで、内臓脂肪をためにくい食事にすることができます。

メニュー選びのポイントは、そばやうどん、ラーメンなどのめん類を避けること。めん類は糖質の塊なので、ラーメンとチャーハンセット、そばといなり寿司セットなど、糖質と糖質を組み合わせたメニューを選べば、それだけで1日分の糖質量の基準値の大半を占めてしまいます。

また、めん類は早食いになりやすく、

主食（炭水化物）を減らす！

めん類は週に１度に

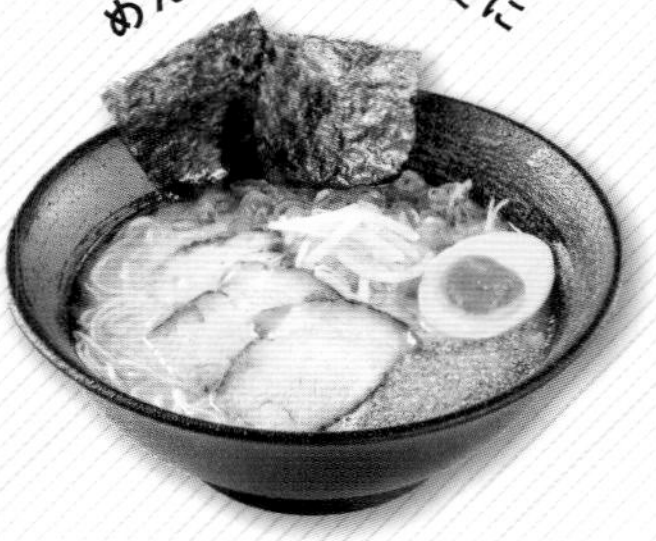

ごはんは量を少なめに！

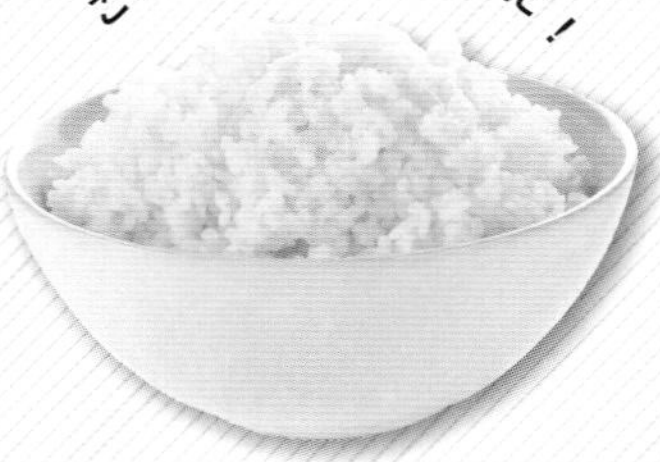

おすすめは定食！

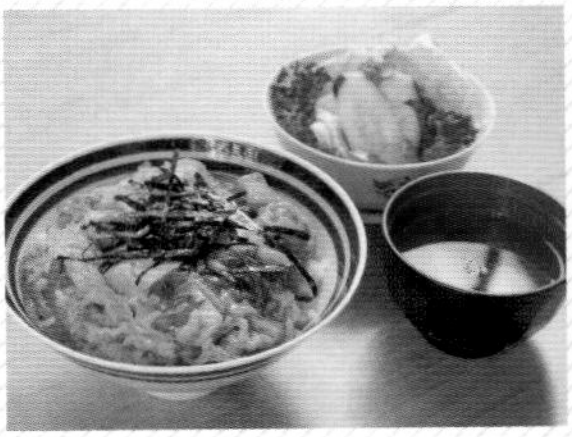

丼ぶりならサラダなどのサイドメニューをプラス！

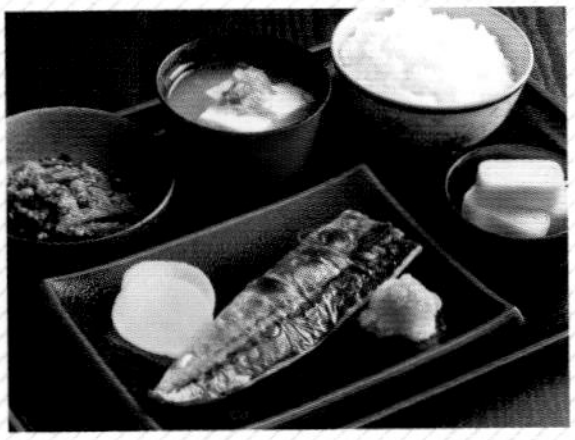

時間をかけてゆっくりバランスよく食べる！

なるべく避けたいメニューともいえます。短時間で食べると、一気に血糖値が上がって脂肪が蓄積し、満腹感も得にくくなるでしょう。ただめん類をまったく食べないというのもストレスがたまるので、「週に1度だけにする」など、自分でルールを決めるとよいかもしれません。

丼ものもごはんの量が多い傾向があり、早食いになりがちなので、できれば避けたいところ。丼ぶりにするならサラダをつける、ごはんは少なめにしてもらう、定食に変更する、などの心がけも必要です。

そのほか、イタリアンを食べにいくときは、パンを食べ過ぎないようにするなどのルールを決めておくとベター。和食の場合なら、主菜はたんぱく質が豊富な焼き魚、調味料に砂糖やみりんを多く使用する煮物などは避けましょう。

太らない! イタリアンの食べ方

メインの前にスープを飲む

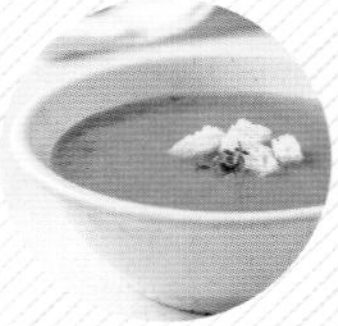

満腹感が得られ食べ過ぎ防止につながります。

パンは1つだけにする

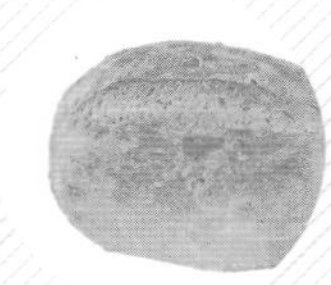

パンは糖質の塊なので控えめにしましょう。

お酒を飲むなら赤ワインを選ぶ

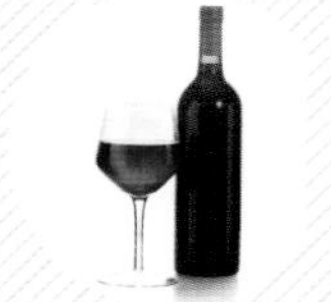

脂肪の蓄積を予防する成分が含まれています。

食後の飲み物は砂糖抜きにする

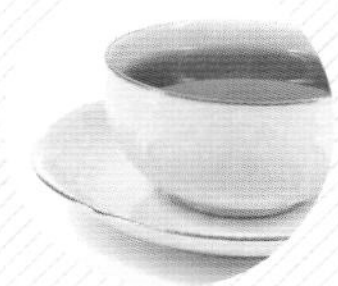

血糖値が上がる砂糖は避けミルクやレモンを。

太らない! 和食の食べ方

みそ汁は低糖質な具材を選ぶ

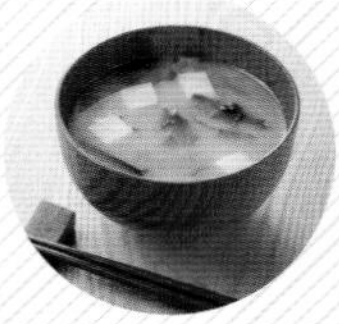

低糖質な豆腐やわかめなどがおすすめです。

煮物は避けておひたしに

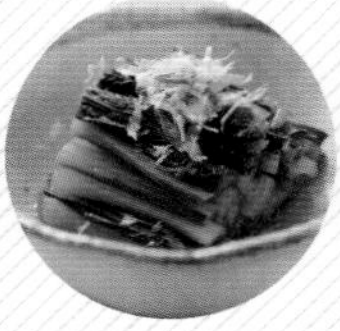

砂糖やみりんを多用した煮物は避けましょう。

主菜には焼き魚を選ぶ

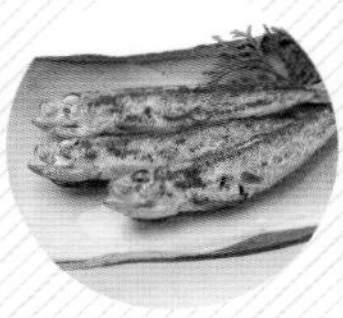

栄養価が高く低糖質でたんぱく質も豊富です。

漬物は控えめにする

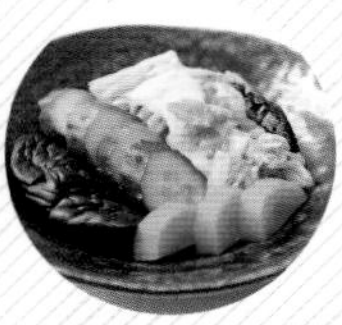

塩分が多いため食べ過ぎは高血圧の原因に。

プロテインバーは活用すべき

体にとって必要不可欠な栄養素「たんぱく質」。糖質を控えめにしているときは特に意識して摂取することが、太りにくい体づくりに欠かせません。

※掲載の情報は2021年8月現在の編集部調べによるものです。価格はすべて税込み表示です。

糖質ちょいオフ中は積極的にたんぱく質摂取を

たんぱく質は炭水化物、脂質と並ぶ、「三大栄養素」のひとつ。体にとってとても重要な栄養素です。

具体的には筋肉をはじめ、血管や内臓、皮膚、髪、爪といった体の大部分をつくるのに欠かせない成分で、血液の細胞、ホルモンなどの材料にも用いられます。特に筋肉は、水分以外の約80％がたんぱく質によって構成されるほどです。また、体を動かすエネルギー源として使われる場合もあるので、脂肪を落とす目的で糖質を控えているときは意識的にとる必要があります。

1日に必要なたんぱく質量は体重（kg）×1・0g。コンビニなどで手軽に手に入るプロテインバーも利用して、たんぱく質をとる食事を心がけましょう。

1日にとるべきたんぱく質量を知ろう

下記の計算式を活用して、1日にどれくらいのたんぱく質の量を摂取したらよいかを把握しましょう。なお、妊娠中や体を動かす仕事の人などはより多くの量が必要で、体重1kgあたり最大1.6gが理想的です。

［体重70kgの人の場合］

1日に必要な量

70kg × 1.0g ＝ 70g

アサヒグループ食品 株式会社

1本満足バー プロテインチョコ

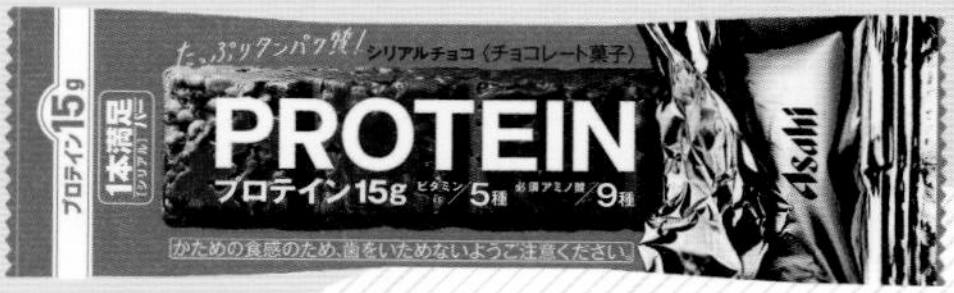

現代人に不足しがちな食物繊維がレタス3/4個分配合。さらに5種類のビタミンも一度にバランスよく摂取することができます。カカオが香るミルクチョコレートを使用し、小腹も満たされるボリュームで、間食にもリラックスタイムにもぴったり！

※レタス1個300gとして計算（300g中の食物繊維は3.3g）「日本食品標準成分表2015年版（七訂）」より算出

●金額：151円　●内容量：39g
●栄養成分【1本あたり】　エネルギー：183kcal／たんぱく質：15g／脂質：8.5g
炭水化物：12.1g（糖質：11g、食物繊維：0.4～1.8g）／食塩相当量：0.3～0.6g／ビタミンB1：0.50mg
ビタミンB2：0.67mg／ビタミンB6：0.58mg／ビタミンB12：1.5μg／ビタミンE：3.2mg

森永製菓 株式会社

inバープロテイン Super クランチチョコ

1本で20gのたんぱく質がとれるプロテインバー。たんぱく質の働きに必要なビタミンB群（7種類）やプロテインの働き強めるEルチン※配合。運動後のたんぱく質補給にも活用しやすい商品です。クランチチョコタイプで満足度も高く、おやつなどの間食にもおすすめです。

※ Enzymatically modified Rutin（酵素処理ルチン）

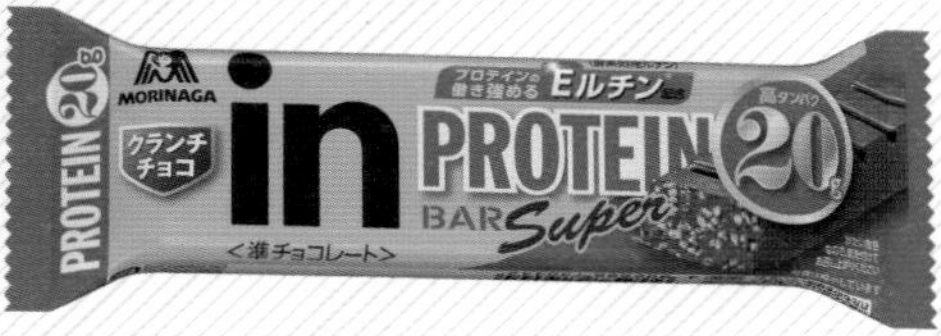

●金額：214円　●内容量 1本：54g（標準）
●栄養成分【1本（標準54g）あたり】　エネルギー：271kcal／たんぱく質：20.9g／脂質：14.7g
炭水化物：14.4g（糖質：13.1g, 食物繊維：0.5～2.0g）／食塩相当量：0.26～0.88g
／ナイアシン：18.4g／パントテン酸：6.5mg／ビタミンB1：0.54～2.81mg／
ビタミンB2：0.59～3.24mg／ビタミンB6：0.54～2.81mg／ビタミンB12：2.0μg／
葉酸：54～486μg／酵素処理ルチン：42mg／リン：242mg（参考値）／カリウム：109mg（参考値）

大塚製薬 株式会社

ソイジョイ ピーナッツ

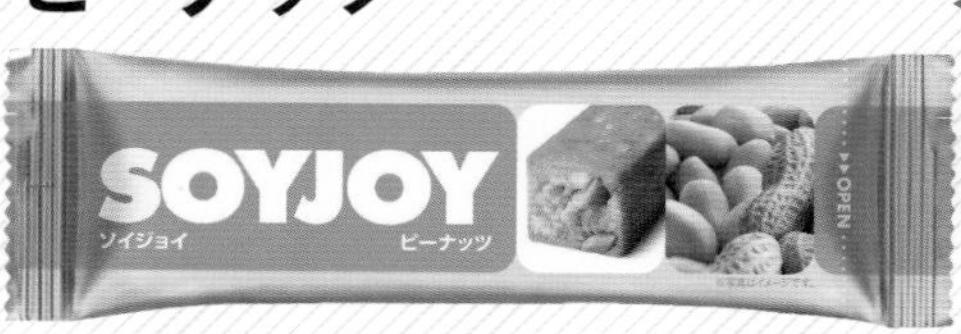

小麦粉を使用せず大豆をまるごと粉にした生地にナッツを加えて焼き上げた栄養食品。植物性たんぱく質や大豆イソフラボン、食物繊維など、大豆の栄養をおいしくスマートにとることができます。体に優しい低GI食品で、糖質コントロールも。

※ GIとは食品に含まれる糖質の吸収度合を示す値で、GI値が55以下の食品は「低GI食品」と呼ばれ、SOYJOYは全アイテムが「低GI食品」です。

●金額：123円　●内容量：30g
●栄養成分【1本あたり】　エネルギー：149kcal／たんぱく質：6.5g／脂質：10.5g
炭水化物：9.8g（糖質：5.4g、食物繊維：4.4g）／食塩相当量：0.08～0.19g
大豆イソフラボン：21ml／カリウム：250mg（分析値）／リン：100mg（分析値）

高カカオチョコレートが脂肪を燃やす

「脂肪を減らすのに甘いものは大敵」と思っている人は多いと思います。
ただ、「高カカオチョコレート」は内臓脂肪を減らす強い味方です。

血糖値の上昇を緩やかにし脂肪を燃焼しやすくする

高カカオチョコレートとは、カカオ成分70％以上のチョコレートのこと。うまく活用すれば、太りにくい体をつくる強い味方になります。

高カカオチョコレートには「カカオプロテイン」という植物性たんぱく質や食物繊維が豊富です。この栄養素の働きによって血糖値の上昇が緩やかになり、脂肪がつきにくくなります。

また、抗酸化物質「カカオポリフェノール」が多いこともポイント。体内に入ると、インスリンの働きを改善し血糖値を下げやすくします。さらには、脂肪燃焼を促進させる効果も。ただし、体にためておくことはできないので、1日に一片（5g）を朝・昼・夕の食前、午前と午後の間食に一片ずつ、計25グラム食べるとよいでしょう。

高カカオチョコレートの効果的な食べ方

カカオ成分が70％以上含まれる「高カカオチョコレート」。いくつかのポイントを押さえながら食べることで、痩せやすい体をつくり、かつストレスをやわらげる効果もあります。

間食に食べてもOK!

小腹が空いたとき、イライラしているときなどに食べればリラックス効果も期待でき、間食にもぴったりです。

5～6回に分けて食べる

チョコレートに含まれるポリフェノールは体内にためておけません。5g程度を1日5～6回に分けて食べましょう。

1日25gを目安に食べる

様々な実験により、1日に食べるとよいとされる量は25gとされているので、この量を目安にしましょう。

株式会社 明治

チョコレート効果 カカオ72%

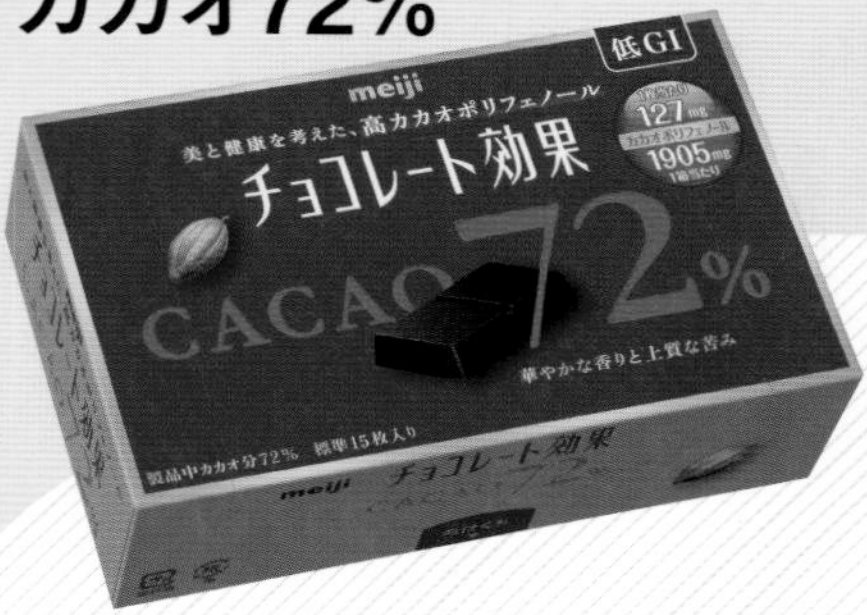

カカオの華やかな香りとコク、そして上質な苦みが特徴のカカオ分72%の本格ビターチョコレートです。程よい甘さで、1枚(5g)食べるだけで満足。持ち歩きにも便利で、ついついしがちな間食にもぴったりなサイズです。

●金額:237円 ●内容量:75g
●栄養成分【1枚(5g)あたり】
エネルギー:28kcal/たんぱく質:0.5g/脂質:2.0g/炭水化物:2.2 g(糖質:1.6g、食物繊維:0.6g)/食塩相当量:0g/カカオポリフェノール:127mg

株式会社 明治

チョコレート効果 カカオ86%

カカオの力強い香りとコク、上質な苦み、ほのかな甘さが特徴の本格ビターチョコレート。カカオ豆の加工方法を見直し、食べやすい味わいに。美容と健康を意識した人にうれしい高カカオポリフェノール配合です。

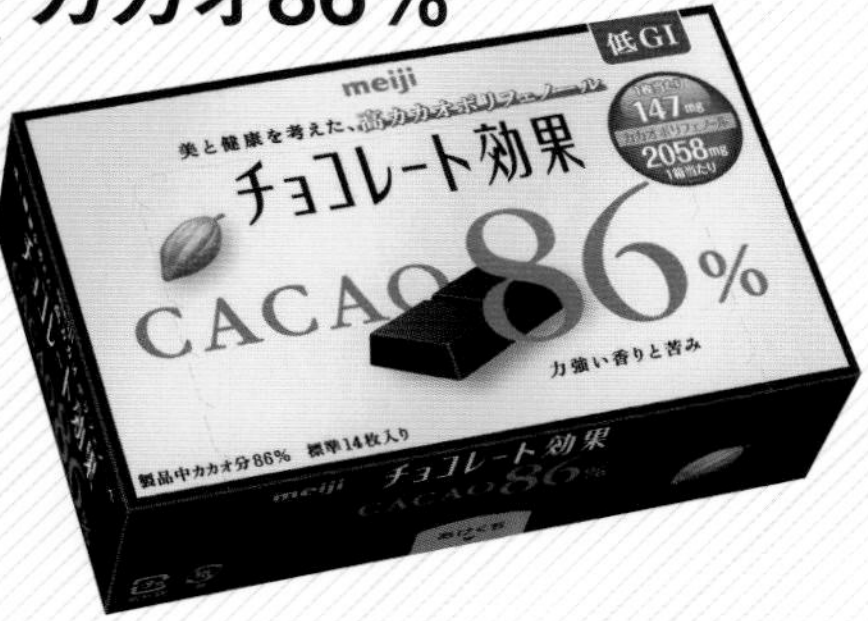

●金額:237円 ●内容量:70g
●栄養成分【1枚(5g)あたり】
エネルギー:29kcal
たんぱく質:0.7g/脂質:2.3g/炭水化物:1.8 g(糖質:1.0g、食物繊維:0.8g)/食塩相当量:0g/カカオポリフェノール:147mg

森永製菓 株式会社

カレ・ド・ショコラ 〈カカオ70〉

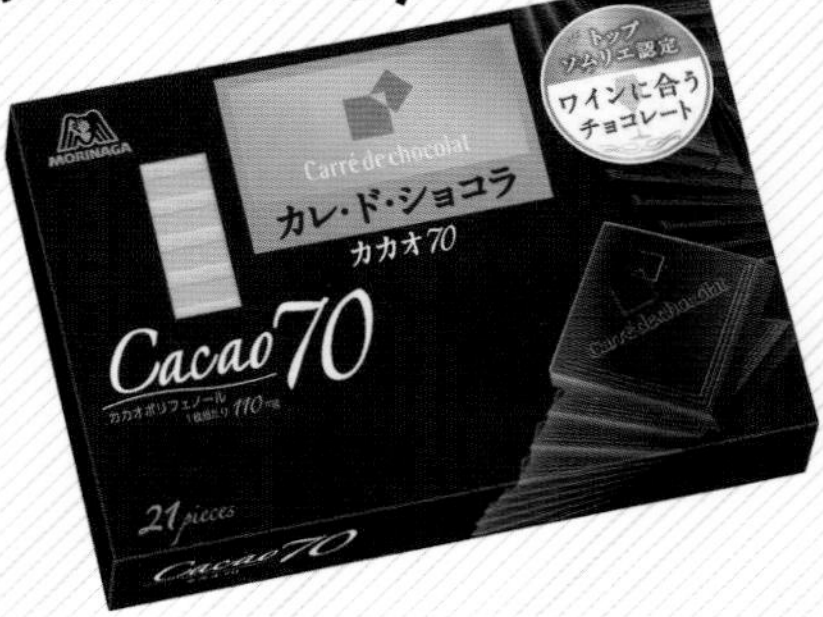

日本市場にはじめてカカオ70%の本格的なチョコレートとして誕生。数種類のカカオ豆のブレンドと、焙煎方法の理想的な組み合わせにより酸味・渋みなどの雑味を低減。華やかな香りとコクを楽しめます。

●金額:356円 ●内容量:101g(21枚)
●栄養成分【1枚(標準4.8g)あたり】
エネルギー:28kcal/たんぱく質:0.4g/脂質:2.0g/炭水化物:2.3g(糖質:1.8 g、食物繊維:0.5 g)/食塩相当量:0.0005g(推定値)/カカオポリフェノール:110mg

緑茶が万病を遠ざける

脂肪をためにくく、かつ健康的な体をつくるためには緑茶の栄養成分が有効です。飲み方のポイントを押さえて、日常的に飲むのがおすすめです。

糖質の吸収を遅らせ満腹感が得られる

緑茶の栄養素でまず注目したいのが、渋み成分であるポリフェノールの一種「カテキン」です。糖質の吸収を遅らせる働きがあり、抗酸化ビタミンのβ-カロテンやビタミンC、糖質の代謝をよくするビタミンB群もたっぷり含まれています。これらの栄養素が脂肪の燃焼を促進し、コレステロール値や高血圧を改善。さらに活性酸素を減らすなどの効果もあります。

血糖値の上昇を抑えて中性脂肪の合成を防ぐには、食前に飲むことが大切です。渋みと苦みが満腹感を呼び起こすので食後の1杯も忘れずに。食べ過ぎ防止に一役買ってくれます。緑茶を手軽に飲むことができる、ペットボトル入りのものでもかまいません。

大さじ1杯のお酢で内臓脂肪を撃退

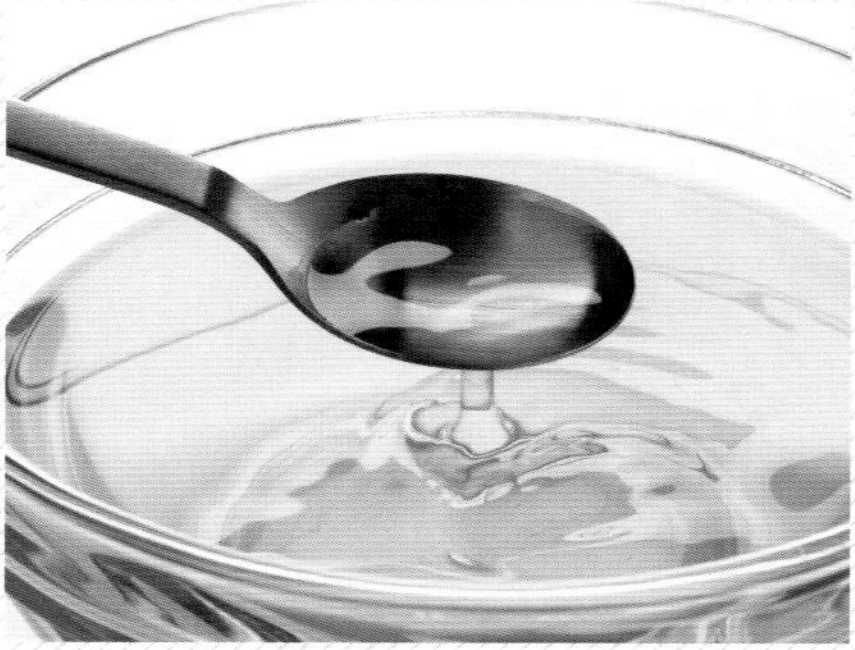

お酢の主成分である「酢酸」は脂肪の合成を抑制し、脂肪を燃焼する効果があります。1日に大さじ1（約15ml）が目安です。複数回に分けて飲んでもよいので、料理や飲み物に足すなど、普段の食事に取り入れてみましょう。

コンビニでも手軽に手に入るおすすめアイテム!

株式会社伊藤園

機能性表示食品

お〜いお茶 濃い茶

上質かつカテキンが豊富な国産茶葉を100%使用。体脂肪を減らす機能が報告されている機能性関与成分のガレート型カテキンが340mg* 含まれる抹茶入りの緑茶飲料です（無香料・無調味）。1日2本を目安に、食事とともに飲むのがおすすめ。

*1,200ml あたり

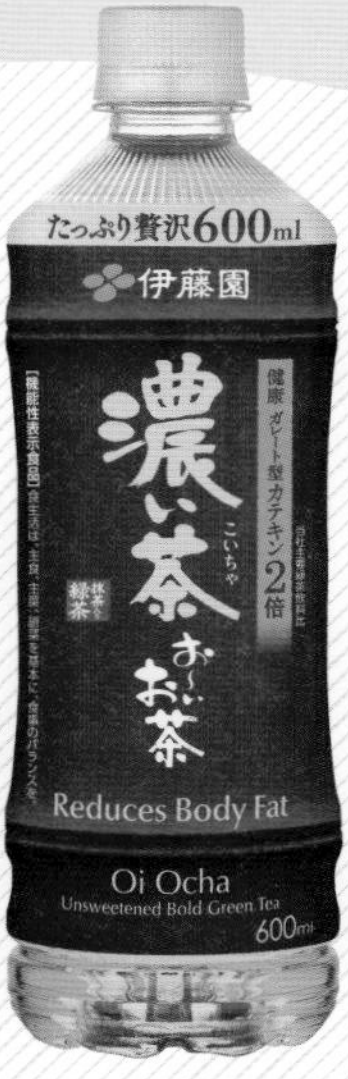

- 金額：151円
- 内容量：600ml
- 栄養成分
  【1日1200ml あたり】
  エネルギー ：0kcal
  たんぱく質：0g
  脂質：0g
  炭水化物：0g
  食塩相当量：0.2g
  ガレート型カテキン：340mg
  カテキン：960mg

※本品にはガレート型カテキンが含まれます。ガレート型カテキンには、体脂肪を減らす機能があることが報告されています。

サントリー食品インターナショナル株式会社

サントリー緑茶

伊右衛門

創業200年以上の歴史をもつ、京都の老舗茶舗「福寿園」の茶匠が厳選した茶葉でつくられる本格緑茶。2020年4月に発売以来最大のリニューアルを行い、淹れたての緑茶のような豊かな旨み・香りと穏やかな渋みによる飲みやすさ、そして鮮やかな緑の水色（すいしょく）が楽しめるようになりました。

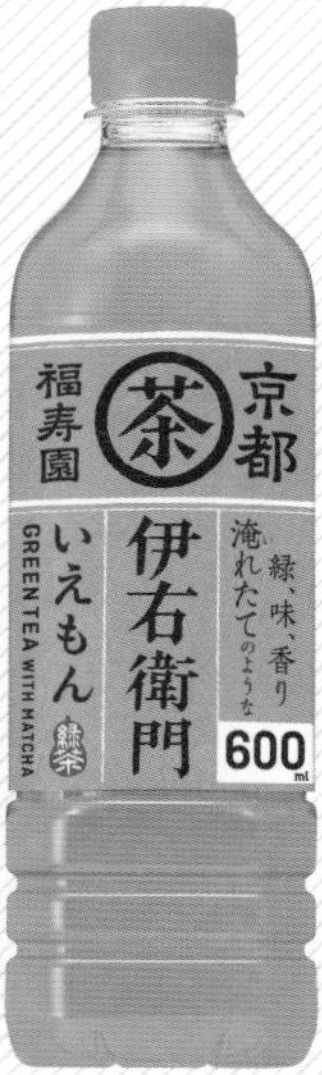

- 金額：151円
- 内容量：600ml
- 栄養成分【1本あたり】
  エネルギー ：0kcal
  たんぱく質：0g
  脂質：0g
  炭水化物：0g
  食塩相当量：0.02g
  カテキン：8〜29mg

第4章
内臓脂肪がつきにくい

控えるのは
これだけ!

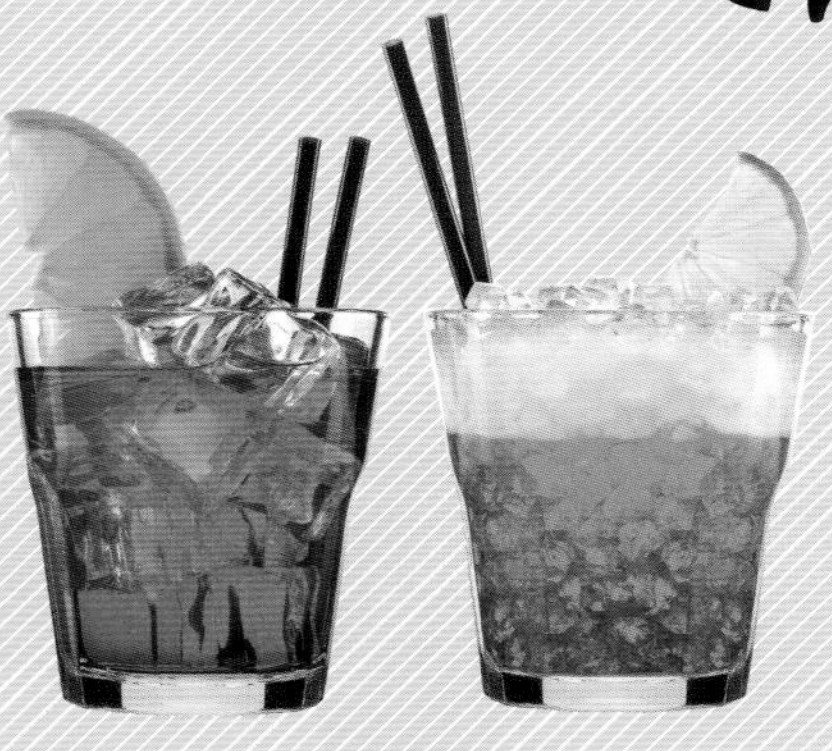

果糖やシロップが
入った甘いお酒

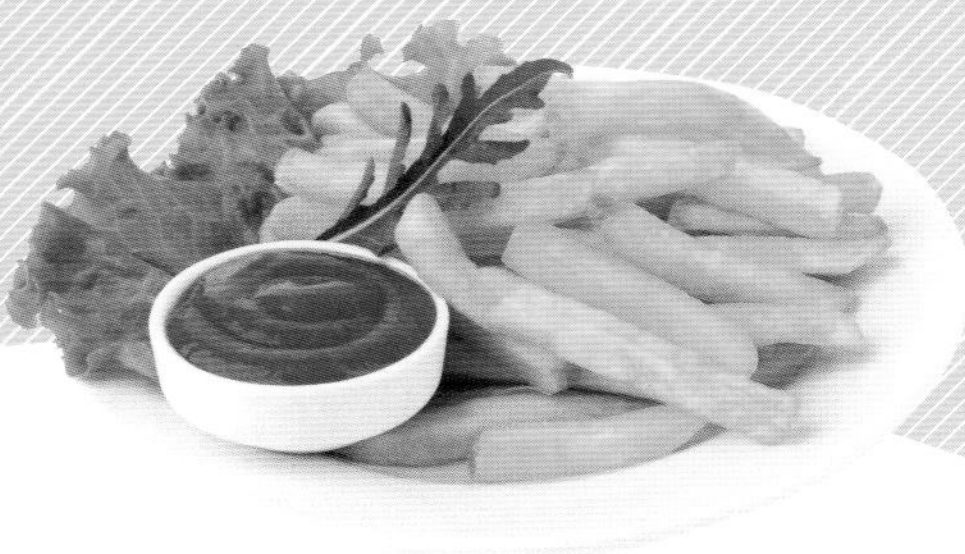

糖質を多く含んだ
おつまみ

お酒の飲み方

「痩せるなら、お酒はガマン」と思われがちですが、そんなことはありません。
内臓脂肪はお酒を飲みながらでも落とすことができます。
ポイントはお酒とおつまみの選び方。
お酒を飲むと太る理由を知って、痩せる習慣を身につけましょう。

飲んでよし!

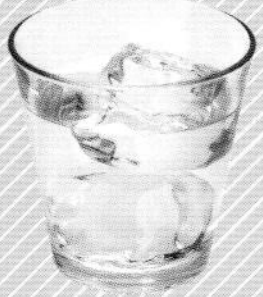

ジン

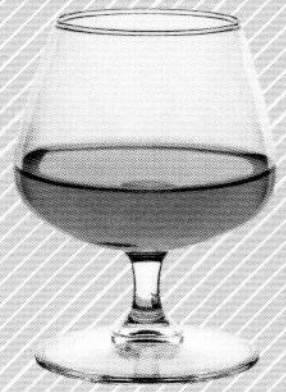

ブランデー

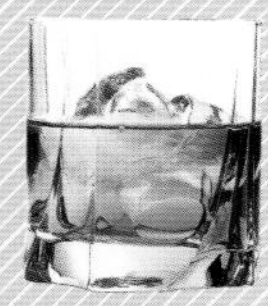

ウイスキー

食べてよし!

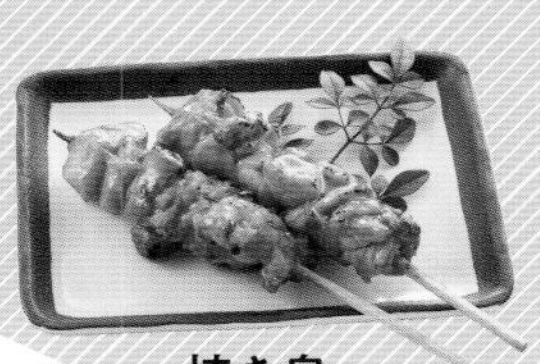

焼き鳥

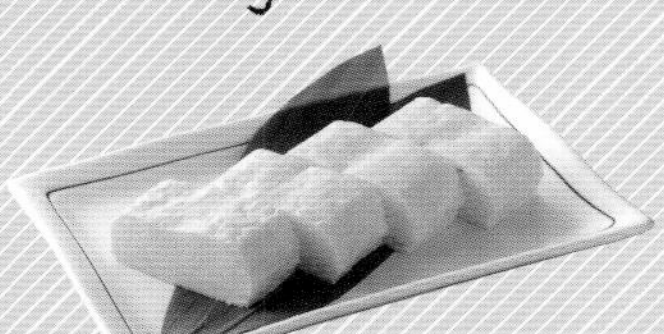

たまご焼き

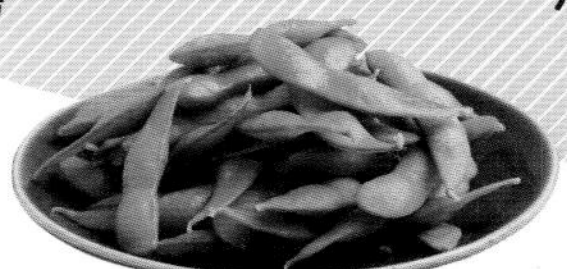

枝豆

太らないコツ

くい飲み方をしていれば、お酒を飲みながら内臓脂肪を減らすことができるのです。

飲む前にも食べる

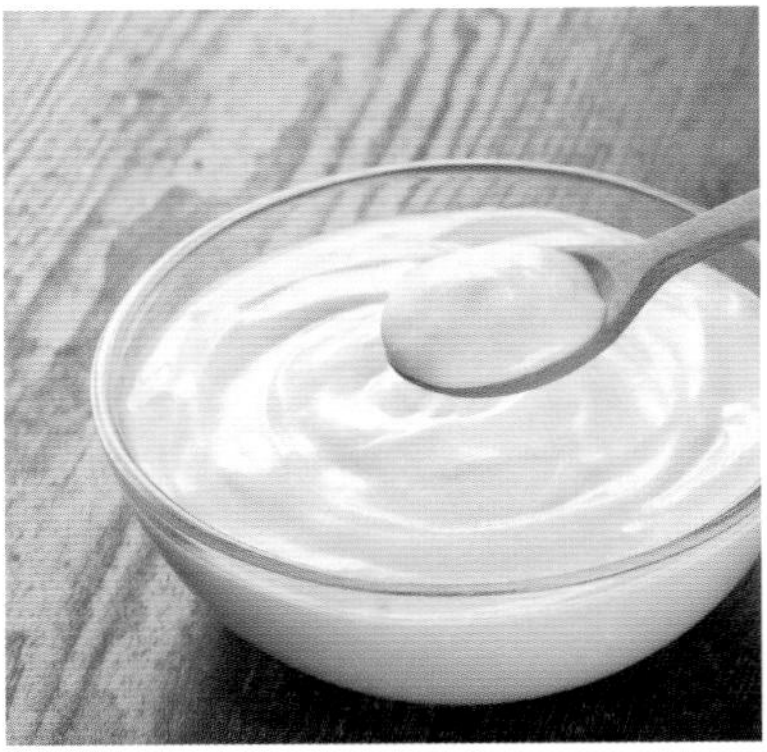

肝臓や胃を守るため空腹時の飲酒は避ける

胃や腸が空っぽのままお酒を飲むと、二日酔いや胃が荒れる原因に。お酒を飲む前には、乳製品、チーズなどのたんぱく質を食べるようにしましょう。また野菜や海藻、きのこ類などの食物繊維、胃壁を守る油脂類も意識的に食べるとよいでしょう。

朝食と昼食をきちんと食べる

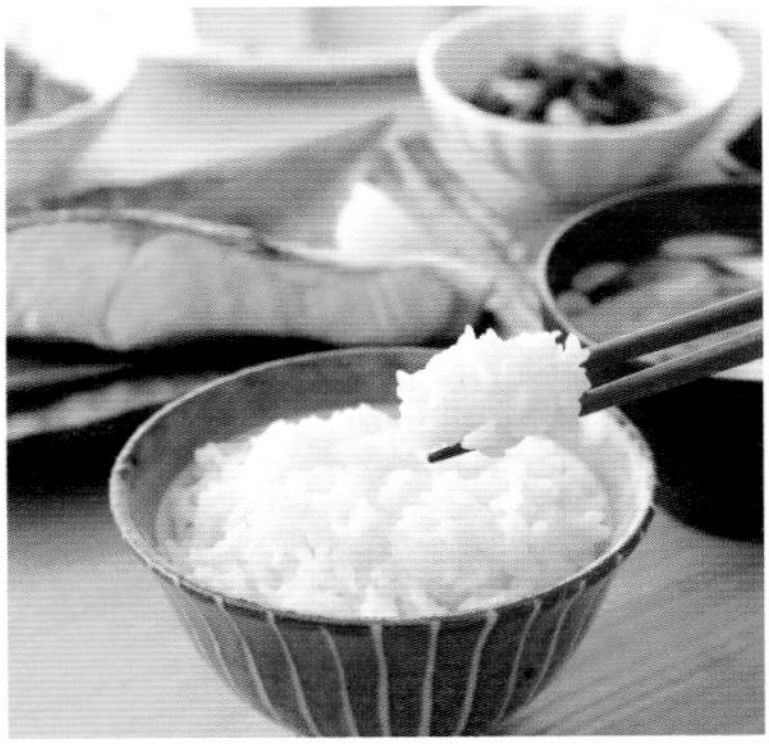

しっかりと食べることで脂肪がつきにくい健康体に

朝食と昼食を抜いたままお酒を飲むのはNG。飢餓状態の体が急いで糖質を吸収するため血糖値が上がり、中性脂肪が増え内臓脂肪をためます。翌朝もアルコール分解で枯渇したビタミンとミネラルの補給が必要なので、食事はきちんととりましょう。

お酒を飲んでも

肝臓がアルコールを分解する際、体内の糖を消費することがわかっています。太りに

飲み終わりのシメはなし!

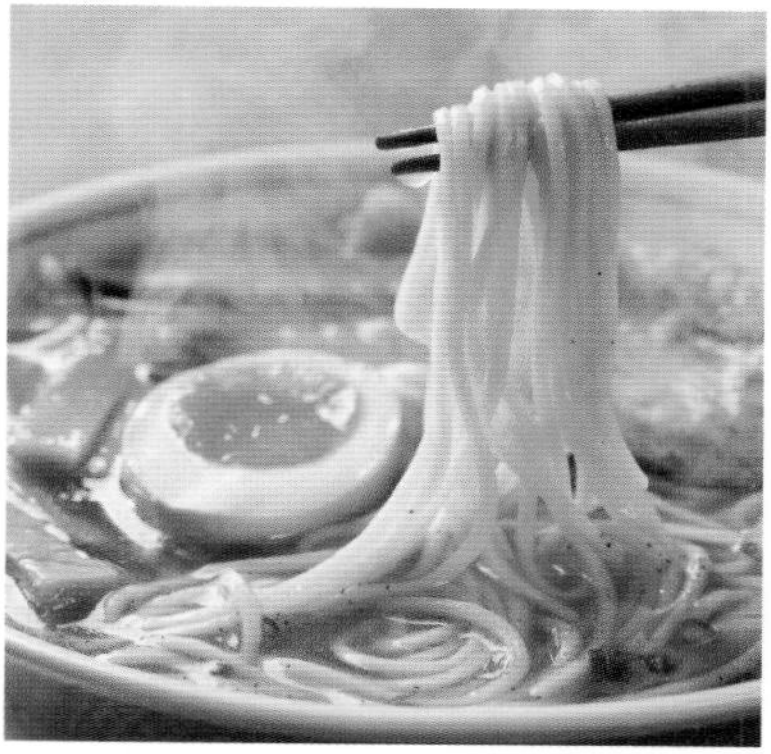

ラーメンやお茶漬けは糖質&塩分のとり過ぎに

飲み終わりにラーメンやお茶漬けを好んで食べる人がいますが、どちらも糖質のとり過ぎになるのでNG。夜遅くに食べて消費しないまま寝てしまうと、そのままため込むことに。また、塩分過多で、血圧の上昇にもつながりますので注意しましょう。

遅くまで飲まない

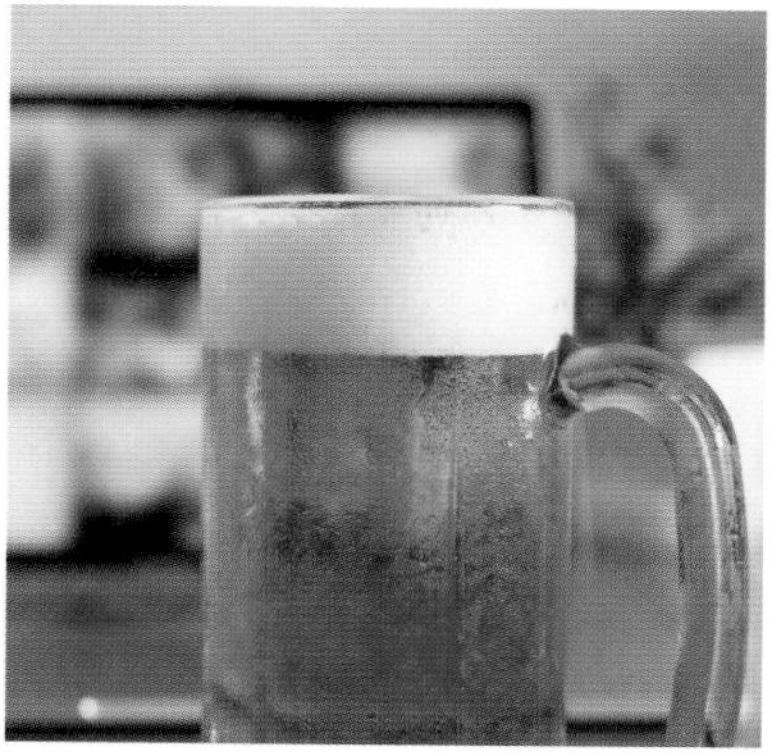

自分ルールを決めて深夜の飲食は避ける

ダラダラ飲み続けてしまいがちの家飲み。ただ脂肪細胞を生み出すたんぱく質「BMAL1」が増える22時～深夜2時には、食事を終えておくのが理想的です。「この時間になったら終わり」と、自分なりのルールを決めておくとよいでしょう。

太るお酒と太りにくいお酒がある

糖質ゼロの「蒸溜酒」は飲んでも太りにくい

お酒の種類によっても脂肪のつきやすさは変わります。内臓脂肪を減らしたい場合は、「糖質が少ないお酒」を選ぶとよいでしょう。

具体的に、焼酎やウイスキー、ブランデー、ウォッカなどの「蒸溜酒」は糖質がゼロ。そのため、内臓脂肪がつきにくいお酒といえます。

一方、気をつけたいのが、焼酎を果汁（果糖）や甘いシロップで割ったチューハイ系。果糖は糖質類の中でも素早く吸収されるので、血糖値が急激に上がり中性脂肪が増えやすくなります。

おすすめの飲み方はこれ！

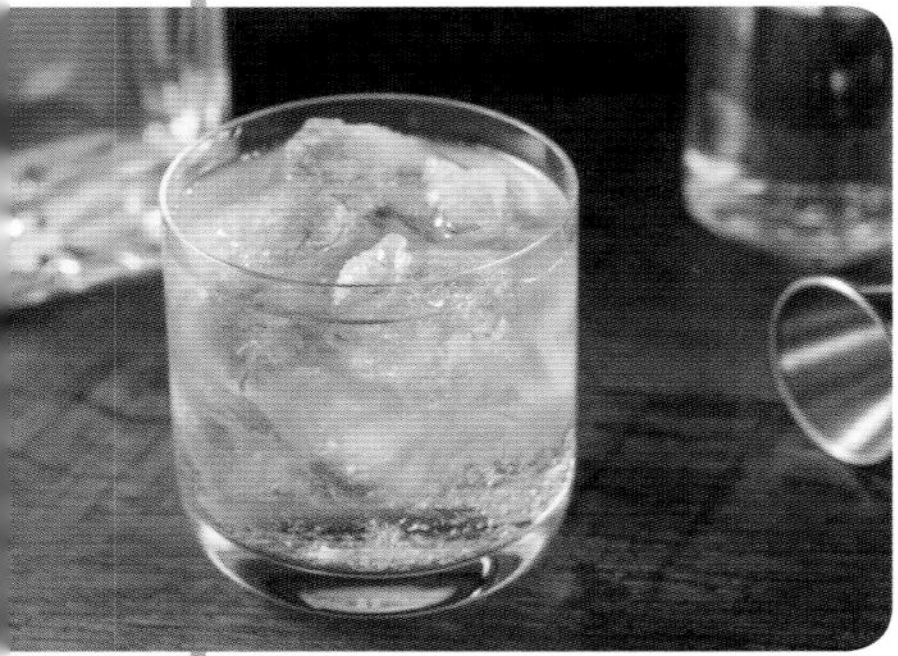

ソーダ割りを選べば満腹感も得られる

お酒の飲む量を抑えるなら、満腹感を得やすいソーダ割がおすすめ。さらに炭酸が血管を広げて血流をよくするため、アルコールが素早く脳に達し、少量で酔うことができます。

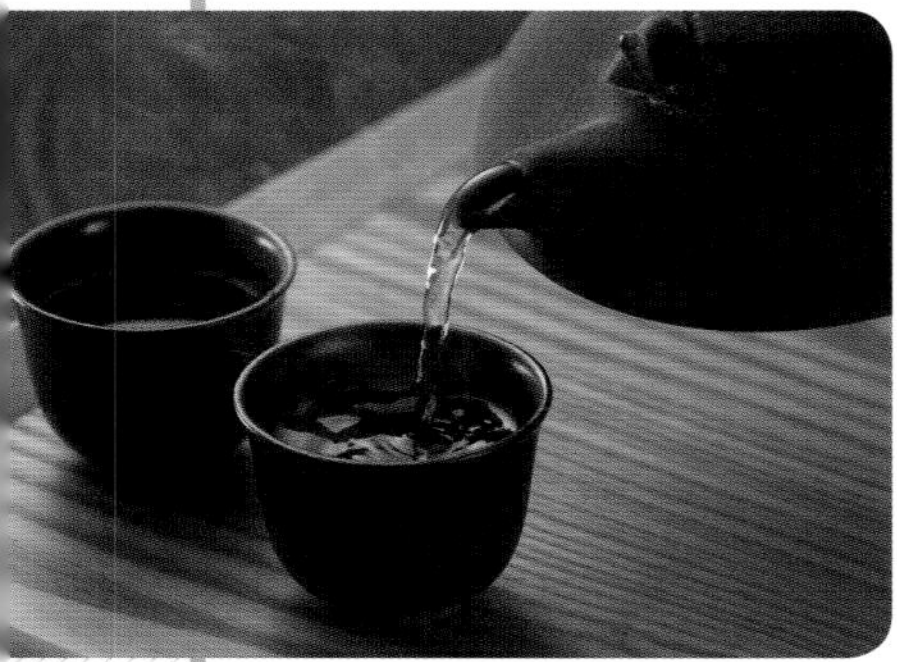

効率的に酔うには温かいお酒をチョイス

アルコールは人の体温に近くなってから吸収が始まるため、冷たいお酒よりも温かいお酒のほうが酔いが早くまわります。少量で酔うためには温かいお酒を選びましょう。

蒸溜酒なら糖質0！

焼酎やウイスキー、ウォッカなどの蒸溜酒は、醸造酒に熱を加え、エタノールを蒸発させてから冷却し凝縮したもの。蒸溜の過程で糖質などの不純物が取り除かれます。

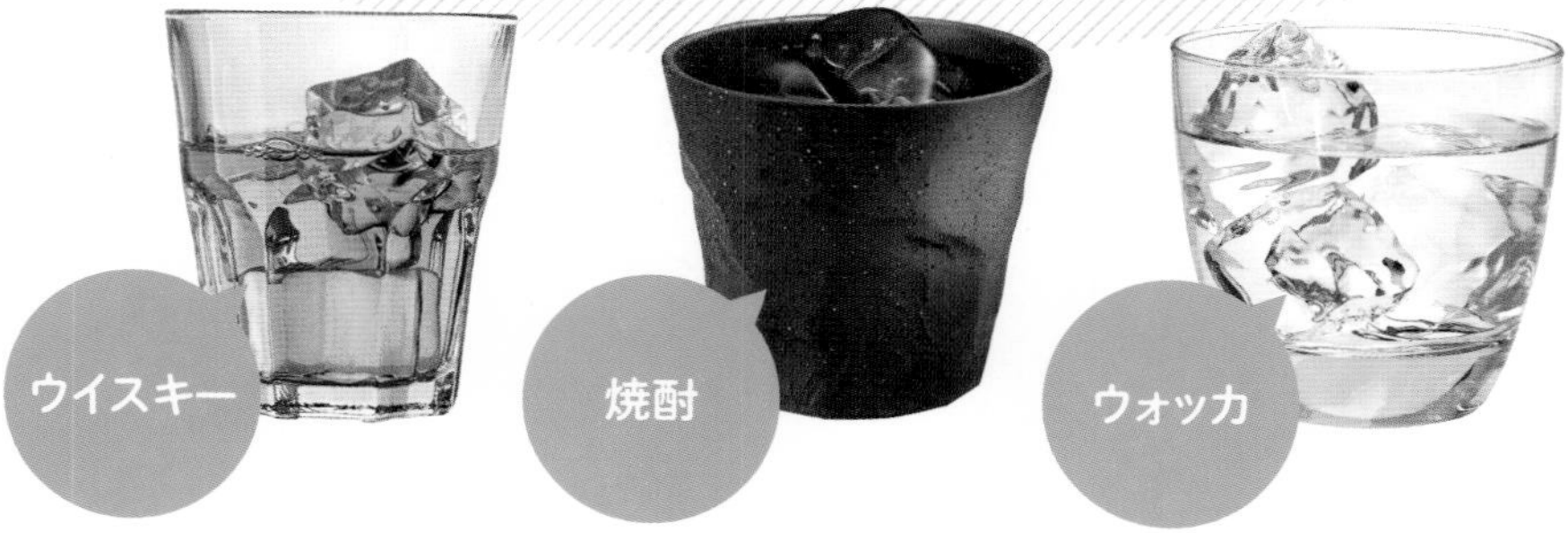
ウイスキー
焼酎
ウォッカ

飲むのを控えたいお酒

甘いお酒は飲みやすくて人気ですが、糖質が多く含まれているものもあり、飲み過ぎには注意が必要です。なかには、糖質が缶ビールの2倍以上含まれていることも。

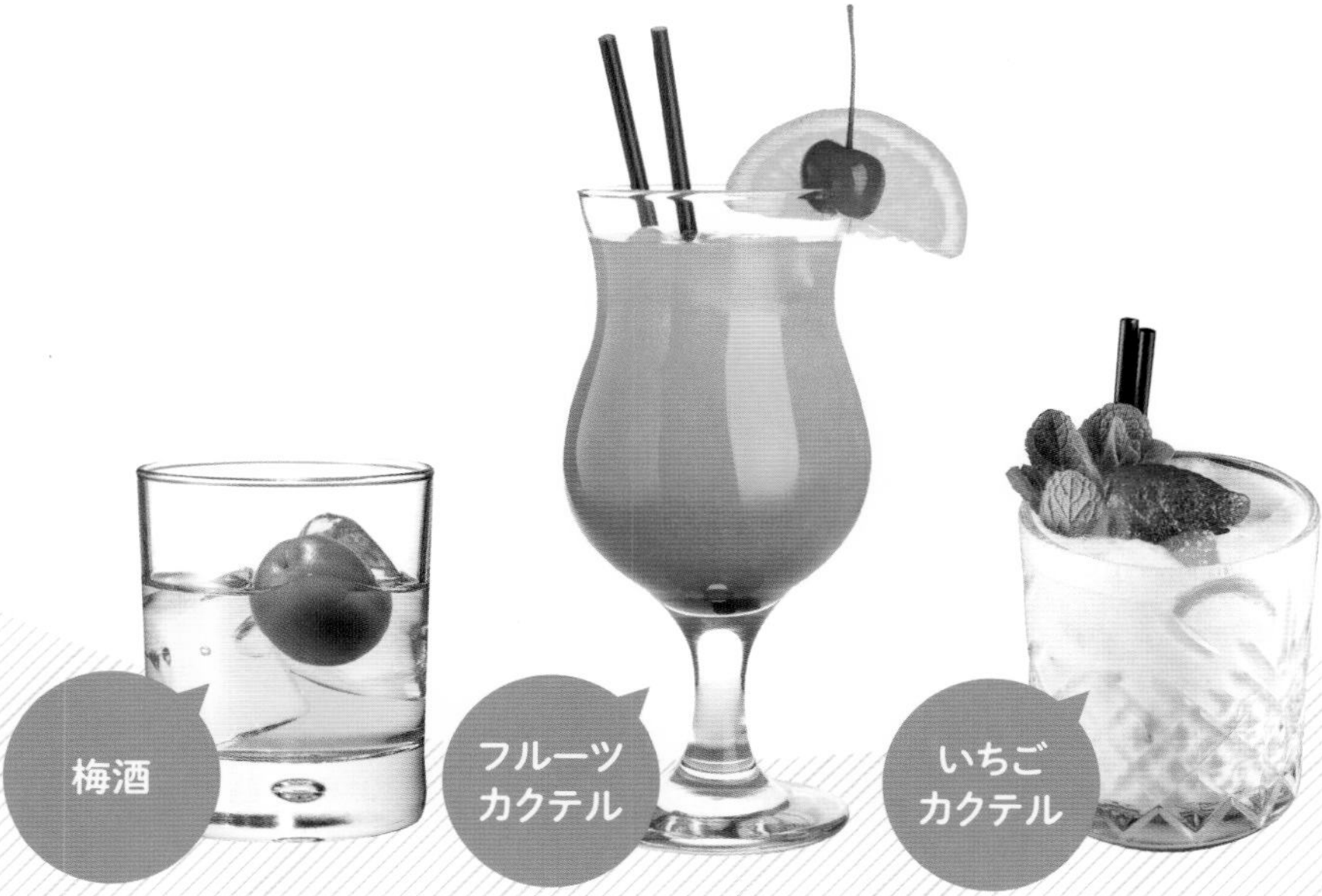
梅酒
フルーツ
カクテル
いちご
カクテル

太りにくいお酒の選び方

お酒のつくり方を知って太りにくいお酒を選ぼう

ビールやワイン、日本酒など、お酒にはたくさんの種類があります。なかでも太りにくいとされるお酒のひとつが、ウイスキーです。

穀物に酵母を加えて発酵した醸造酒を、さらに蒸溜し貯蔵熟成させたもので、蒸溜の過程で糖質などの不純物が取り除かれます。種類も豊富で、コンビニでも簡単に購入できます。

ウイスキーの原酒は大きく2つあり、原料に大麦麦芽のみを使用し、単式蒸溜機で2～3回蒸溜させたものを「モルトウイスキー」、とうもろこしや小麦などを連続式蒸溜機で蒸溜したものを「グレーンウイスキー」といいます。モルトウイスキーでも、ひとつの蒸溜所のみでつくると「シングルモルト」と呼び、深みがあって香りが強く、樽の個性をそのまま楽しめます。また、モルトウイスキーとグレーンウイスキーをバランスよくブレンドして飲みやすくしたものが「ブレンデッドウイスキー」になります。一般的に、手間のかかるモルトウイスキーのほうが高価で、量産に向くグレーンウイスキーを混ぜたブレンデッドウイスキーのほうが安価で手に入ります。

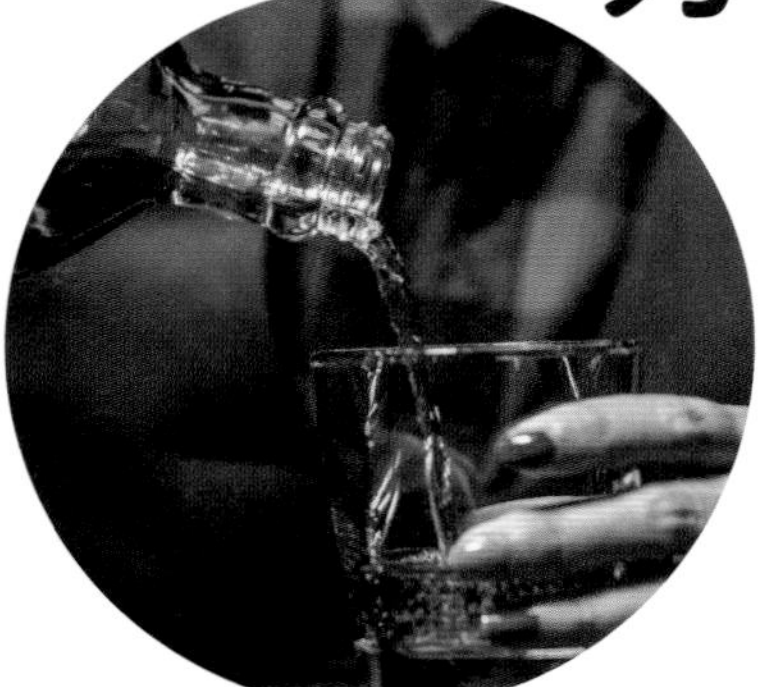

日本のお酒に関して定めた酒税法では、ウイスキーの定義について総量の9割までならウイスキー以外のアルコールを混ぜてもよいとされています。中身の割合を表記しなくても販売ができるため、購入の際は金額を目安にして選ぶようにしましょう。おすすめは、サントリーから販売されている「ジムビーム」以上のものです。ただ、太りにくいお酒だからといって、飲み過ぎは禁物。じっくり味わいながら飲んで、適量を楽しむようにしましょう。

コンビニでも手軽に手に入るおすすめアイテム!

サントリースピリッツ 株式会社

角瓶

180ml ポケット瓶

山崎蒸溜所と白州蒸溜所のバーボン樽原酒などをバランス良く配合し、甘やかな香りと厚みのあるコク、ドライなあとくちが特長のウイスキー。飲み方は、角瓶と炭酸水を1対4で割ったハイボールがおすすめ。食事との相性もよく、肉料理にも魚料理にも合います。

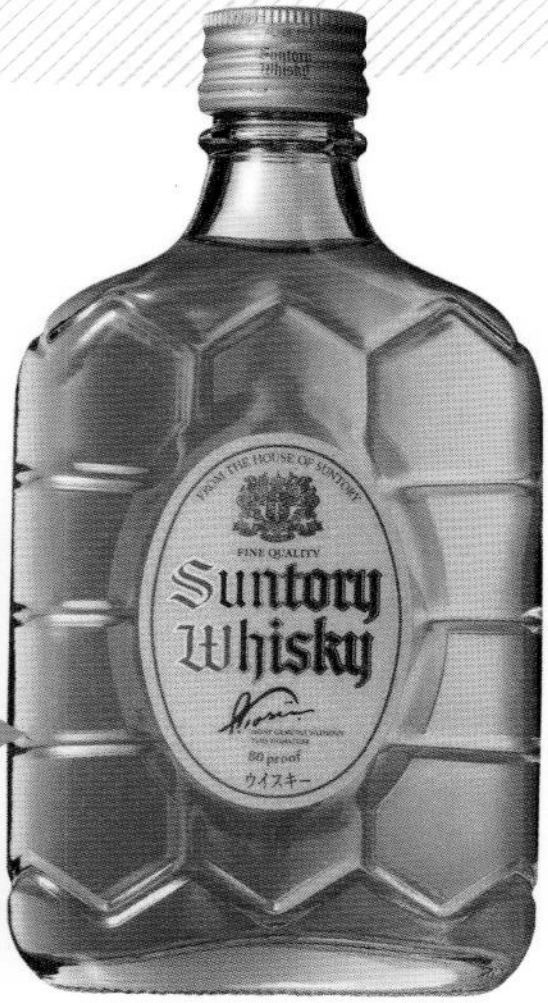

- 金額:578円
- 内容量:180ml
- 原材料:モルト、グレーン
- 栄養成分【30ml あたり】
  エネルギー :67kcal
  たんぱく質:0g
  脂質:0g
  炭水化物:0g
  食塩相当量:0g
- アルコール度数
  40%
- 純アルコール量
  【30ml あたり】
  9.6g

サントリースピリッツ 株式会社

ジムビーム

ポケットボトル 200ml

世界中で人気のバーボンは、アメリカで製造されるウイスキーのひとつで200年以上の歴史があります。大粒・高品質のデントコーンを原料に、秘伝の酵母と伝統の製法によってつくられます。香りや味わいがバランスよく調和し、心地よい飲み口が特徴。

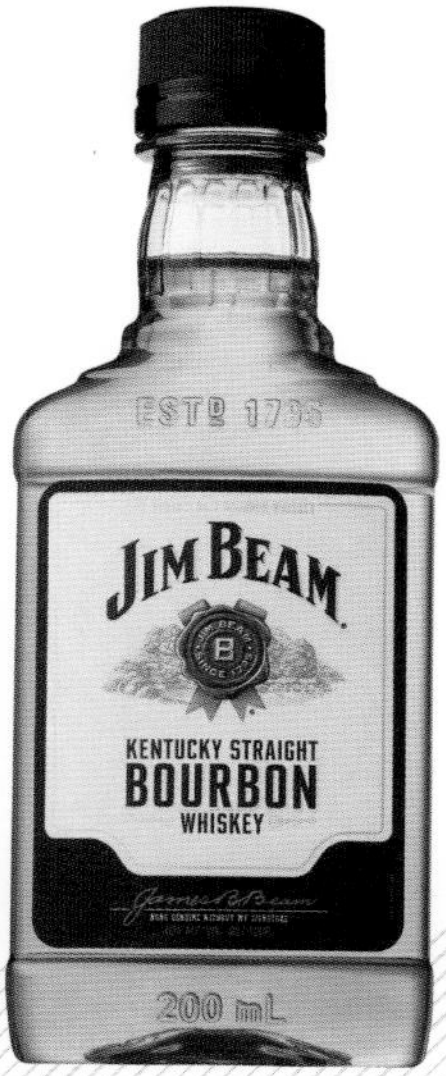

- 金額:484円
- 内容量:200ml
- 原材料:グレーン、モルト
- 栄養成分【30ml あたり】
  エネルギー :67kcal
  たんぱく質:0g
  脂質:0g
  炭水化物:0g
  食塩相当量:0g
- アルコール度数
  40%
- 純アルコール量
  【30ml あたり】
  9.6g

以上の缶チューハイは
飲み物

特徴的。安価で手軽に買えますが、体への負担は大きいので注意が必要です。

アルコール度数9%以上の缶チューハイが危険な理由

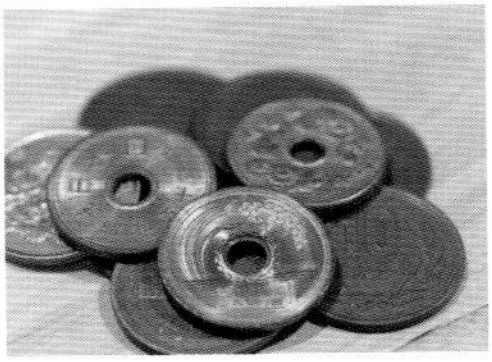

安価で手軽に飲めるがリスクを伴う

1缶（350ml）150円ほどで買える手軽さは魅力的ですが、常飲してしまうと危険。

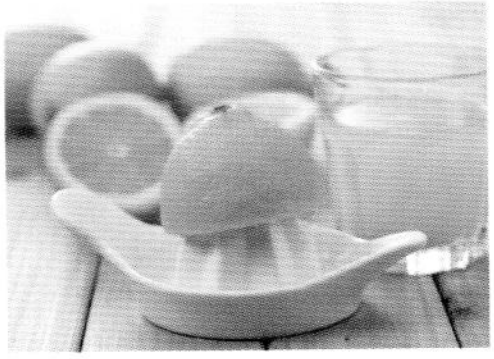

果糖やシロップが脂肪をためやすくする

果汁（果糖）や缶チューハイに含まれる甘味料は分解・吸収が早く、血糖値を急上昇させます。

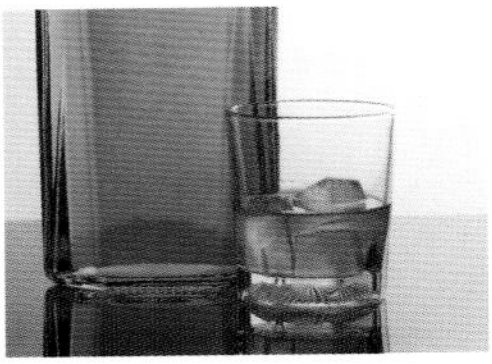

500mlの缶チューハイはウイスキー3.5杯に匹敵

500mlの缶チューハイは、ウイスキーロック（30ml）3.5杯分ものアルコールが含まれます。

アルコール度数の高さや添加物は体に悪影響

蒸溜酒はお酒のなかでも糖質が低いので、内臓脂肪を減らしたい人にはおすすめです。ただ、アルコール度数が9%以上の缶チューハイは蒸溜酒を原料にしているものの、常飲するのは様々な危険を伴います。

その理由は、まずアルコール度数の高さにあります。度数9%以上の缶チューハイを500ミリリットル飲むと、36グラムの純アルコールを摂取することになります。このアルコール量は、ウイスキーのロック30ミリリットル3・5杯分にあたります。500ミリリットル1缶で、肝臓にかなりの負担をかけてしまうことになるのです。

次に、蒸溜酒自体は糖質が低いとはいえ、缶チューハイにはレモンやグレープフルーツなどの果汁（果糖）が加

アルコール度数9% 悪魔の

アルコール9%以上の缶チューハイは、度数の高さとジュースのような甘みが

ヤバい缶チューハイの見分け方

1

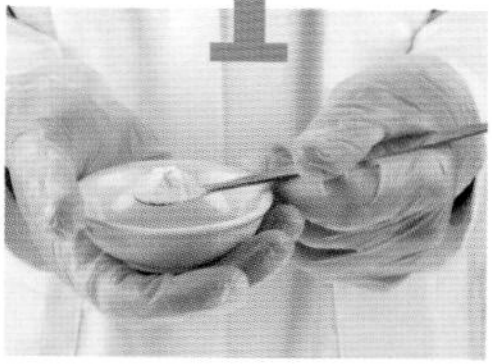

食品添加物は体にダメージを与える

保存料、着色料、防腐剤、香料、人工甘味料など食品添加物が多く含まれているものは避ける。

2

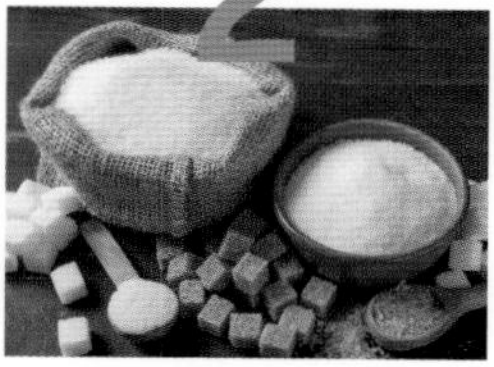

果汁や甘味料を確認し糖質が少ないのを選ぶ

果汁（果糖）や、コーンシロップなどの甘味料が入っているものは糖質が高いのでNG。

3

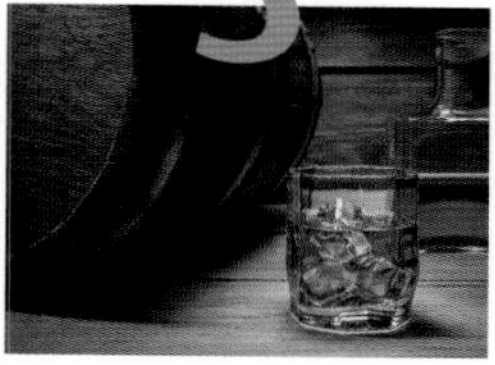

原材料が明確なものを選ぶ

細かな原材料が不明な雑穀を使用していることも。原材料が明確なものを選ぶことが大切です。

えられているほか、コーンシロップなどの甘味料が入っていることもあり、糖質の高いものが多いです。果糖は体内ですぐに分解・吸収されるため、血糖値が急上昇して脂肪がたまる原因になります。

　また缶チューハイで用いられる原材料の安全性にも疑問があります。缶チューハイは「スピリッツ」「リキュール」「焼酎（甲類）」といった蒸溜酒をベースにしていますが、いずれも細かな原材料が不明の雑穀を使用しており、体によいものとはいえません。

　これらの蒸留酒は、安価で大量に生産できる連続式蒸溜機を用いた蒸溜方法でつくられます。アルコールの純度が高く、クセの少ないお酒になるため飲み過ぎてしまう傾向があります。保存料や着色料などの食品添加物も多く含まれており、体にダメージを与えるリスクが高いのです。

おつまみの選び方

たんぱく質の多さや食べる順番など、おつまみの食べ方にも気をつけましょう。

枝豆

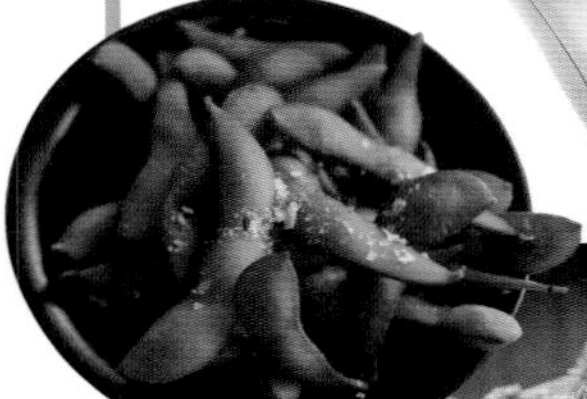

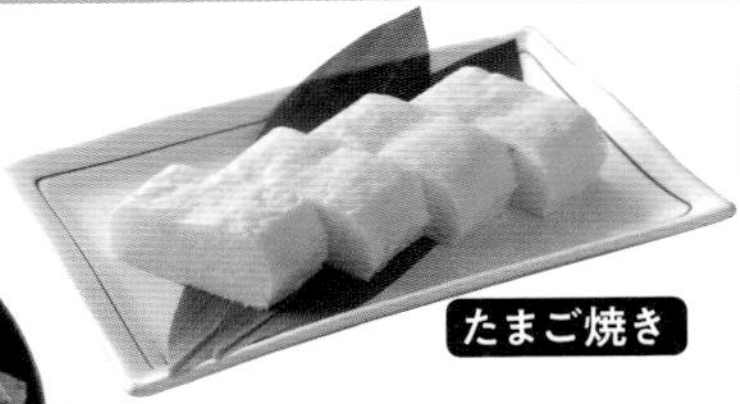

たまご焼き

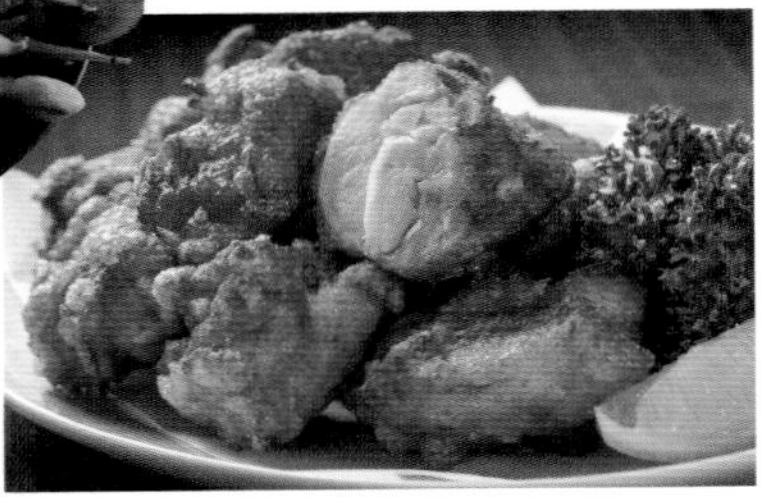

からあげ

食べてもOKなもの

たんぱく質が多いものを選ぼう

脂肪を燃焼させるためにしっかりとりたいのが「たんぱく質」。たんぱく質をはじめ様々な栄養が豊富に含まれた卵、食物繊維が多い枝豆、糖質をほとんど含まないからあげなどがおすすめです。

カルボナーラ

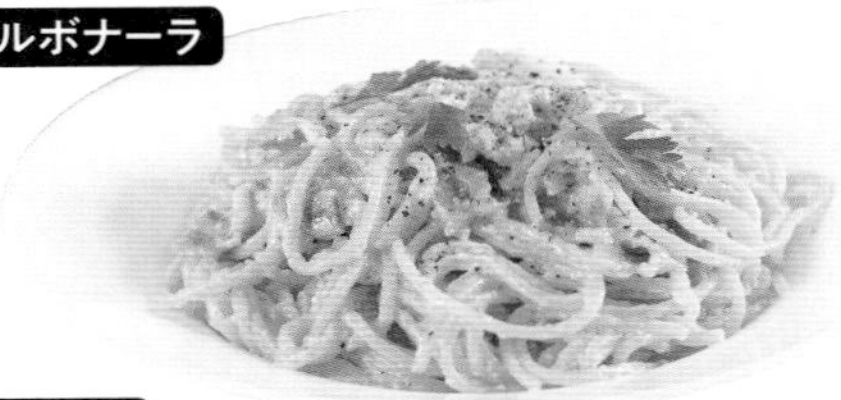

フルーツ

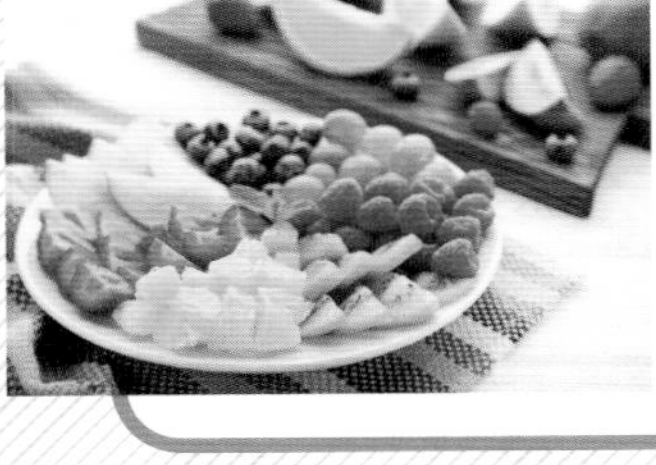

ポテトサラダ

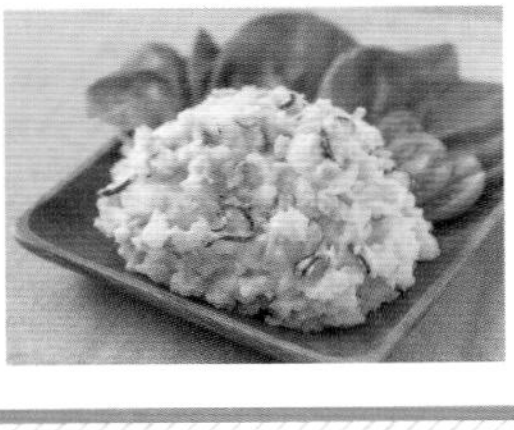

食べるのを控えたいもの

糖質が多いものは避けよう

おつまみはなるべく糖質の低いものを選ぶのが鉄則。じゃがいもなどのいも類は糖質が高く、ごはんやめん類などは糖質の塊。フルーツの果糖は消化が早く脂肪が合成されやすいのでNGです。

太りにくい!

内臓脂肪を増やさずにお酒を楽しむためには、糖質の少ないお酒を選んだうえで、

おつまみの 食べる順番は たんぱく質が先

第2章で食べる順番を紹介しましたが、おつまみの場合はまた変わります。ダイエット中のときは食物繊維をはじめに食べてもよいですが、単に「酒太り」を防ぐためなら、脂肪を燃やすのに必要な肉や魚、卵、大豆製品などの「たんぱく質」から食べて、内臓脂肪を落とすほうがおすすめです。

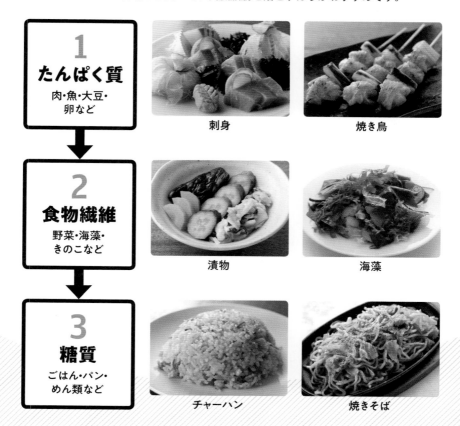

1 たんぱく質
肉・魚・大豆・卵など

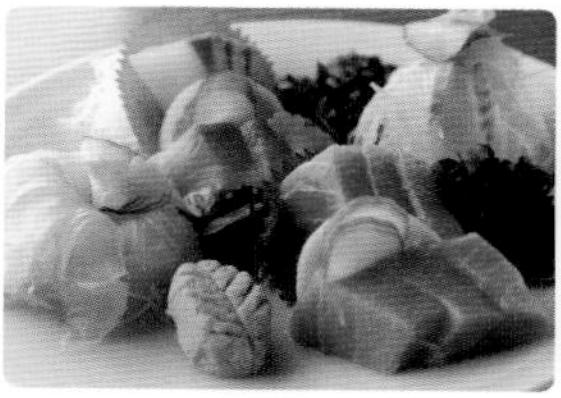
刺身

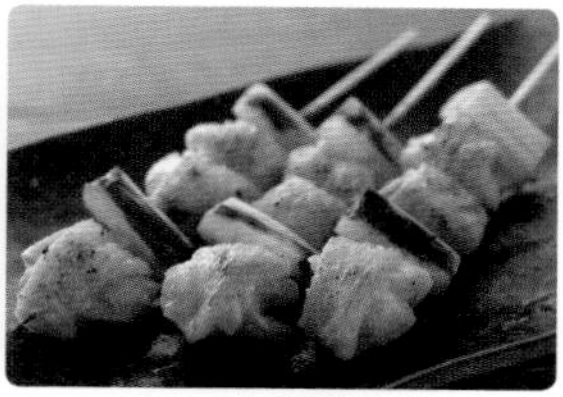
焼き鳥

↓

2 食物繊維
野菜・海藻・きのこなど

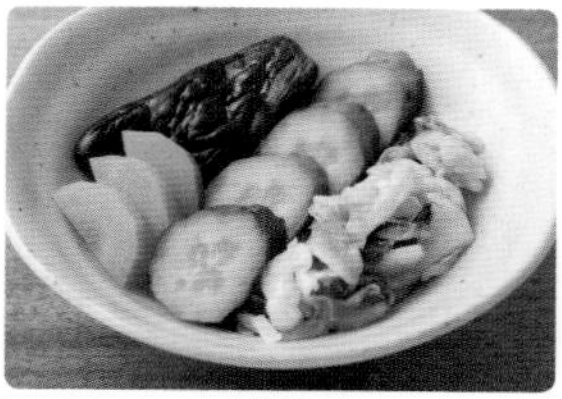
漬物

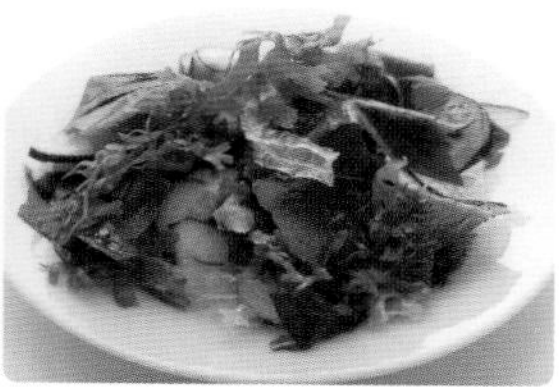
海藻

↓

3 糖質
ごはん・パン・めん類など

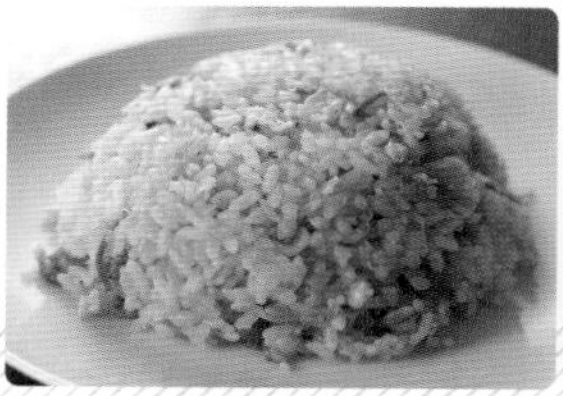
チャーハン

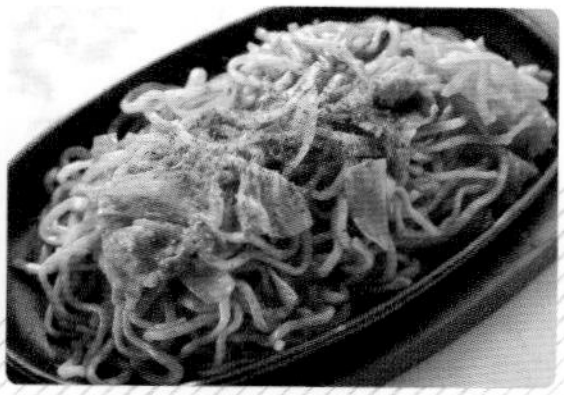
焼きそば

第5章
体型・体質をいっきに変える！

内臓脂肪が落ちやすいことは
これまで説明してきた通りですが、
たった２週間でも減らすことは可能です。
重要なのは生活習慣の見直し。
食生活をはじめ、運動や睡眠の改善、
たばこを控えるなど、
ちょっとしたことの積み重ねが、
着実に内臓脂肪を減らしていきます。
取り入れられる習慣から始めてみましょう。

最短5日で内臓脂肪は約10%減

食生活の改善や適度な運動により、内臓脂肪は減少していきます。早い人は5日程度で約10%減少したケースもあります。

中性脂肪は3日前から変化

中性脂肪は過去3日間の食事が影響します。つまり、3日間糖質を控えただけでも中性脂肪が減り、数値を改善できます。

2週間続けてみよう!

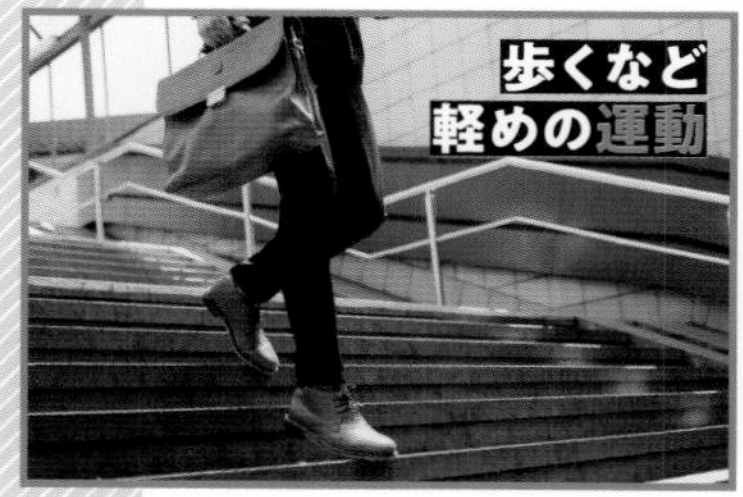

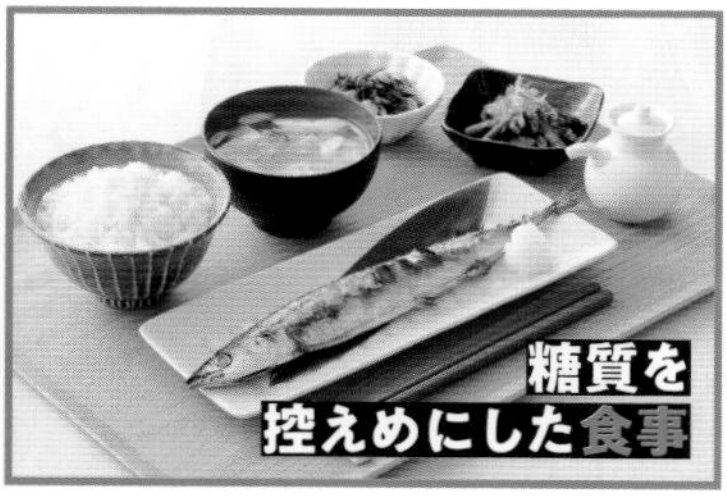

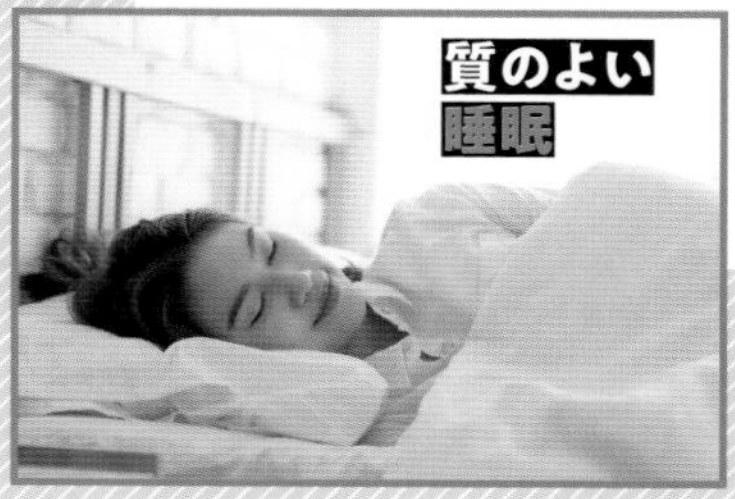

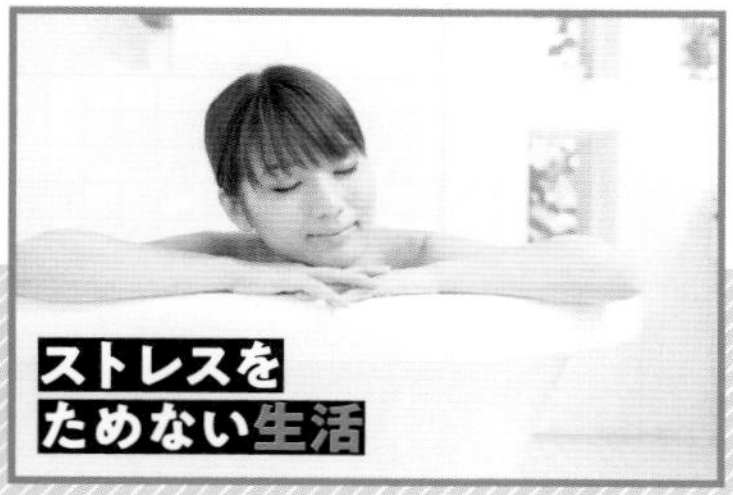

食事を変えれば超速で効果が出る

健康診断を目前にすると、日頃の不摂生を悔やむ人が多いのでは。ただ1週間もあれば数値は改善できます。まずは診断に向けて生活習慣を改善してみてはいかがでしょうか。

健康診断をきっかけに食生活の改善を

糖質が控えめの食事にすることで、健康診断の検査結果はすぐに改善できます。

例えば、中性脂肪は過去3日間の食事に影響を受けて変わります。健康診断の3日前から糖質を過剰にとらないよう心がけることで、数値の改善が期待できるでしょう。

そのほか、血圧やコレステロール値、ALT（GPT）、AST（GOT）、γ-GTPなどは約1ヶ月前、糖尿病かどうかを判別するHbA1cは1ヶ月半ほど前から食事を改善すれば、数値の変化が見られます。

脂肪が気になりながらもなかなか改善に取り組めない人は、健康診断をひとつの目標に食生活を見つめ直してみてもよいでしょう。

ちょっとした食生活の見直しで
短期間でも体質は変わる!

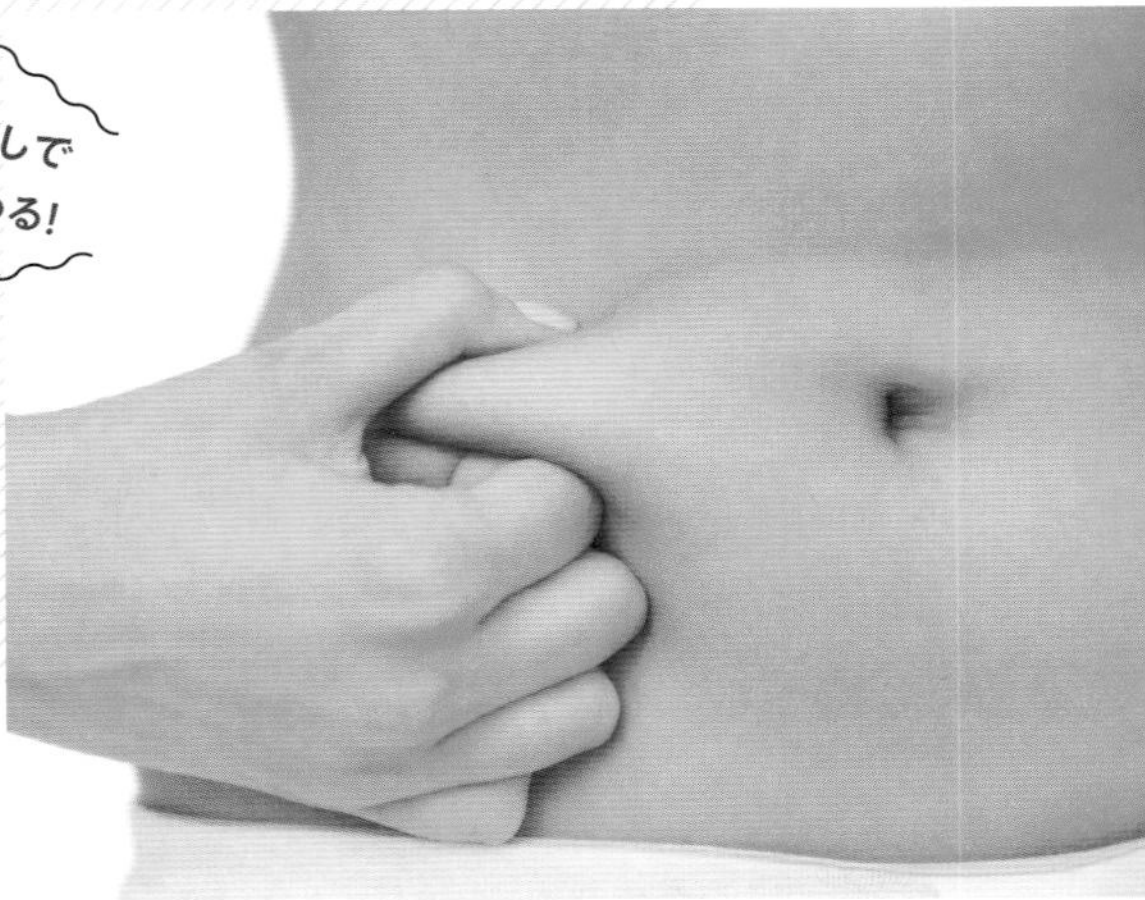

中性脂肪は3日前から変化する

中性脂肪の数値は、過去3日間に食べたものの影響を受けて変化します。つまり、食事に気をつければ3日で数値は改善しますし、逆に糖質をとり過ぎれば3日で数値は悪化してしまいます。

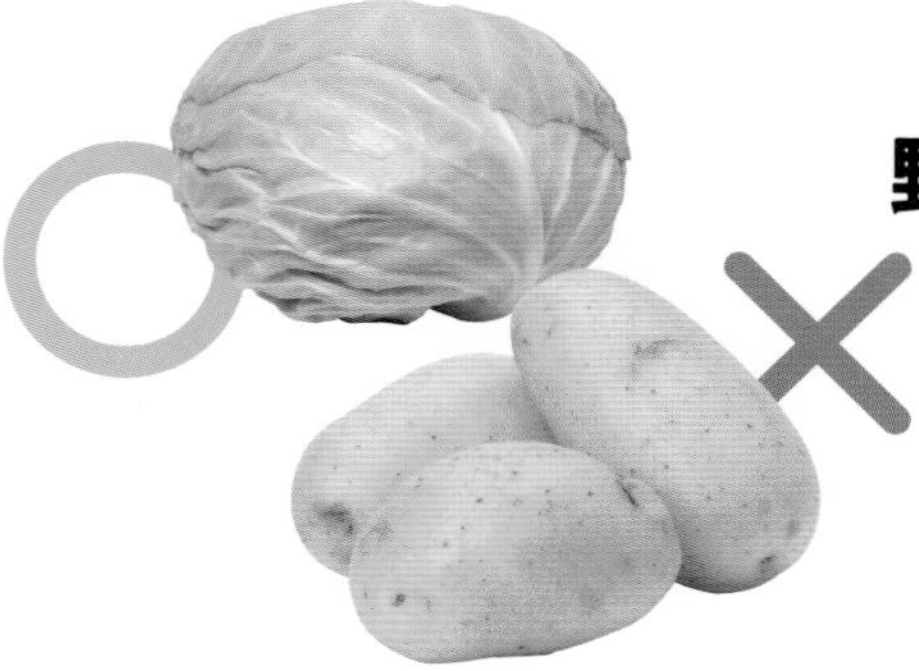

食べていい野菜を見極める

葉物野菜は糖質が少なくビタミンCが補給できるため積極的に食べたい野菜です。いも類や根菜類は糖質が多いので食べ過ぎは禁物。

サバ缶&納豆で中性脂肪を減らす

サバ缶に多く含まれるEPAには内臓脂肪を減らす作用があります。栄養豊富な納豆の食物繊維や植物性たんぱく質は糖の吸収を緩やかにします。

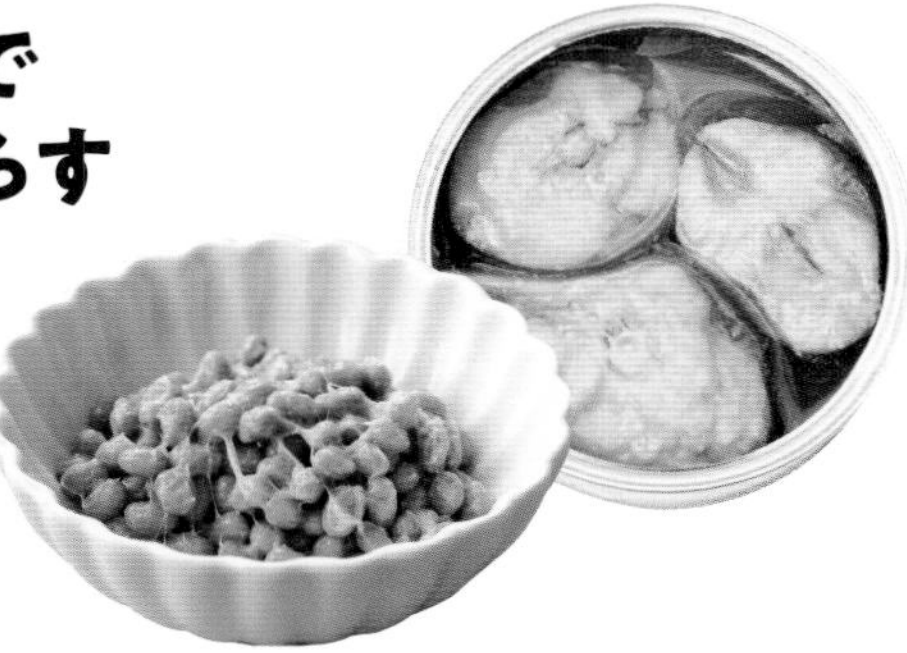

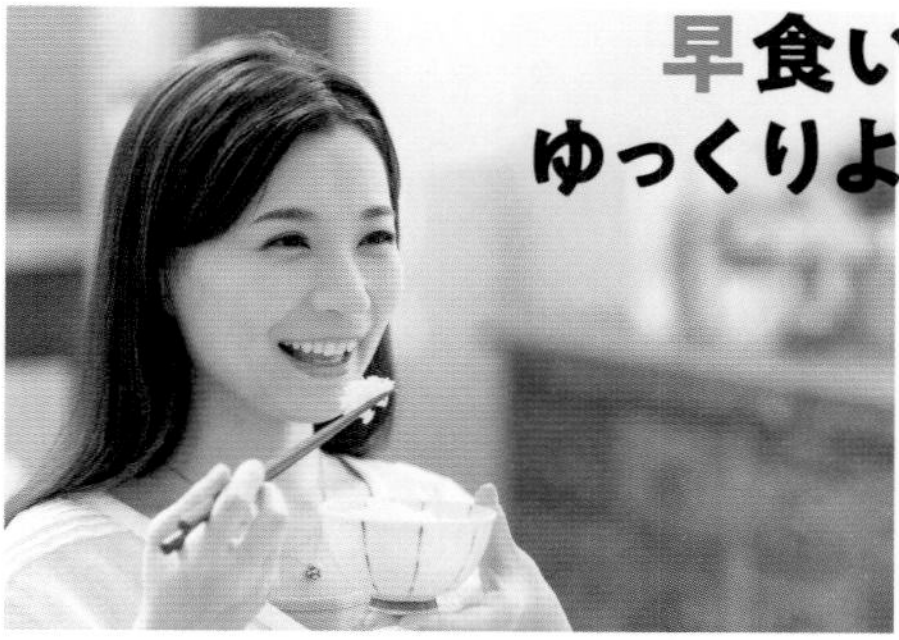

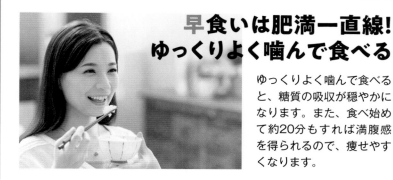

早食いは肥満一直線! ゆっくりよく噛んで食べる

ゆっくりよく噛んで食べると、糖質の吸収が穏やかになります。また、食べ始めて約20分もすれば満腹感を得られるので、痩せやすくなります。

2週間プログラム

食事編

内臓脂肪を落とす近道は食生活の見直し。普段の食事を少し工夫するだけで、内臓脂肪が減っていきます。5つのコツを実践して、ぽっこりお腹をへこませていきましょう。

食事の5つのポイント

1. 炭水化物は少なめに
2. 食物繊維、たんぱく質、糖質の順に食べる
3. 飲み物は緑茶を選ぶ
4. 1日に大さじ1の酢を取り入れる
5. いつもより10回多く噛む

内臓脂肪を落とす 朝・昼・夕の理想の献立

男性1日の目安（体重70kgの場合）

糖質:250g　たんぱく質:80g　脂質:50g

朝

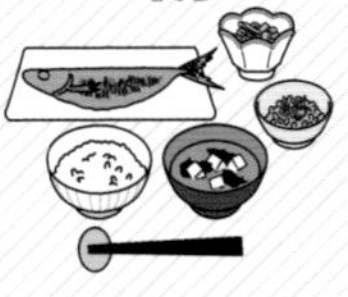

ごはん（茶碗1杯：小盛り）、焼き魚、納豆、小松菜と油揚げの煮びたし、みそ汁

（糖質：約44g ／たんぱく質：約41g ／脂質：約11g）

昼

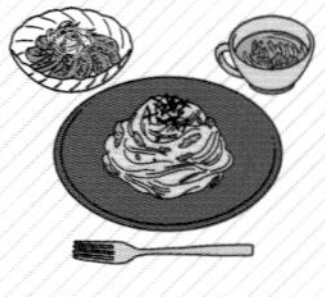

たらこスパゲッティ（少なめ）、サラダ、野菜スープ

（糖質：約46g ／たんぱく質：約17g ／脂質：約23g）

夕

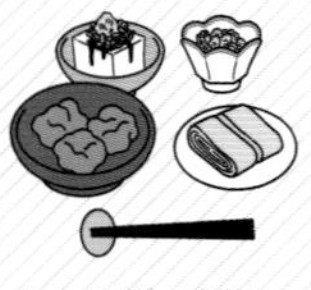

からあげ、冷奴、たまご焼き、酢の物

（糖質：約21g ／たんぱく質：約42g ／脂質：約20g）

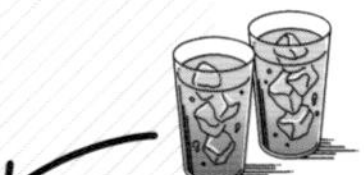

ハイボール2杯もOK！

高カカオチョコレートも食べよう!

1回につき5g を朝・昼・夕の食前、午前と午後の間食に食べるのがおすすめ。

内臓脂肪を落とす

生活習慣編

特別な運動は必要ありません。普段の生活を少し改善したり、行動をプラスしたりするだけで効果は得られます。取り入れられそうなものから始めて、習慣化していきましょう。

生活習慣の5つのポイント

1. いつもより30分長く歩く
2. 質のよい睡眠をとる
3. 階段を積極的に利用する
4. ストレスをため込まない
5. たばこは控える

内臓脂肪が増える3大NG習慣

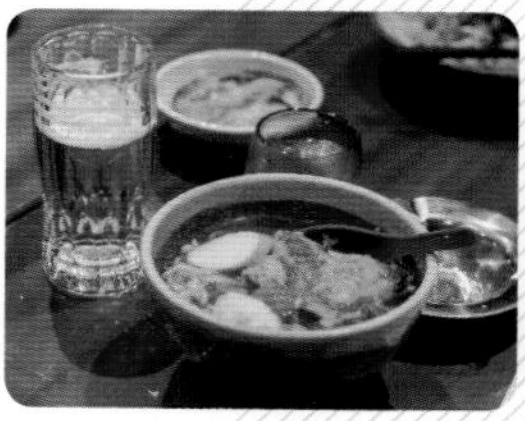

1 深酒＋シメの炭水化物

遅くまでお酒を飲み、さらに炭水化物を食べれば、エネルギーを消費しないまま脂肪をため込むことに。

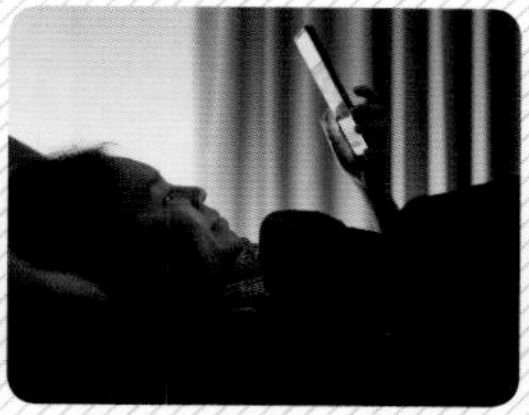

2 遅寝・遅起き

睡眠の質が落ちるとホルモンの分泌や代謝の異常が起こり、脂質異常症や糖尿病などにつながります。

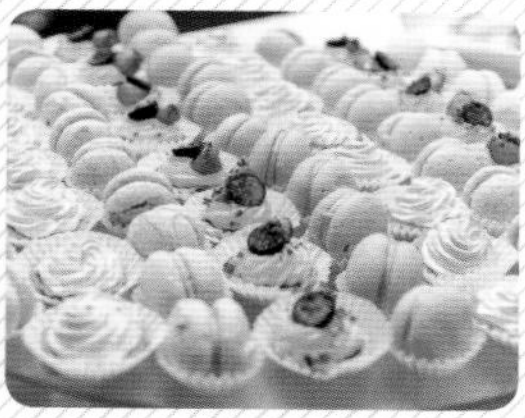

3 お菓子の間食

砂糖を使ったお菓子は糖質が多く太る原因に。甘くなくても、米や小麦が原料のお菓子も避けましょう。

片足立ちチェック

しょう。立ち上がるのが難しい場合は、筋力が低下しています。

1

椅子に座る

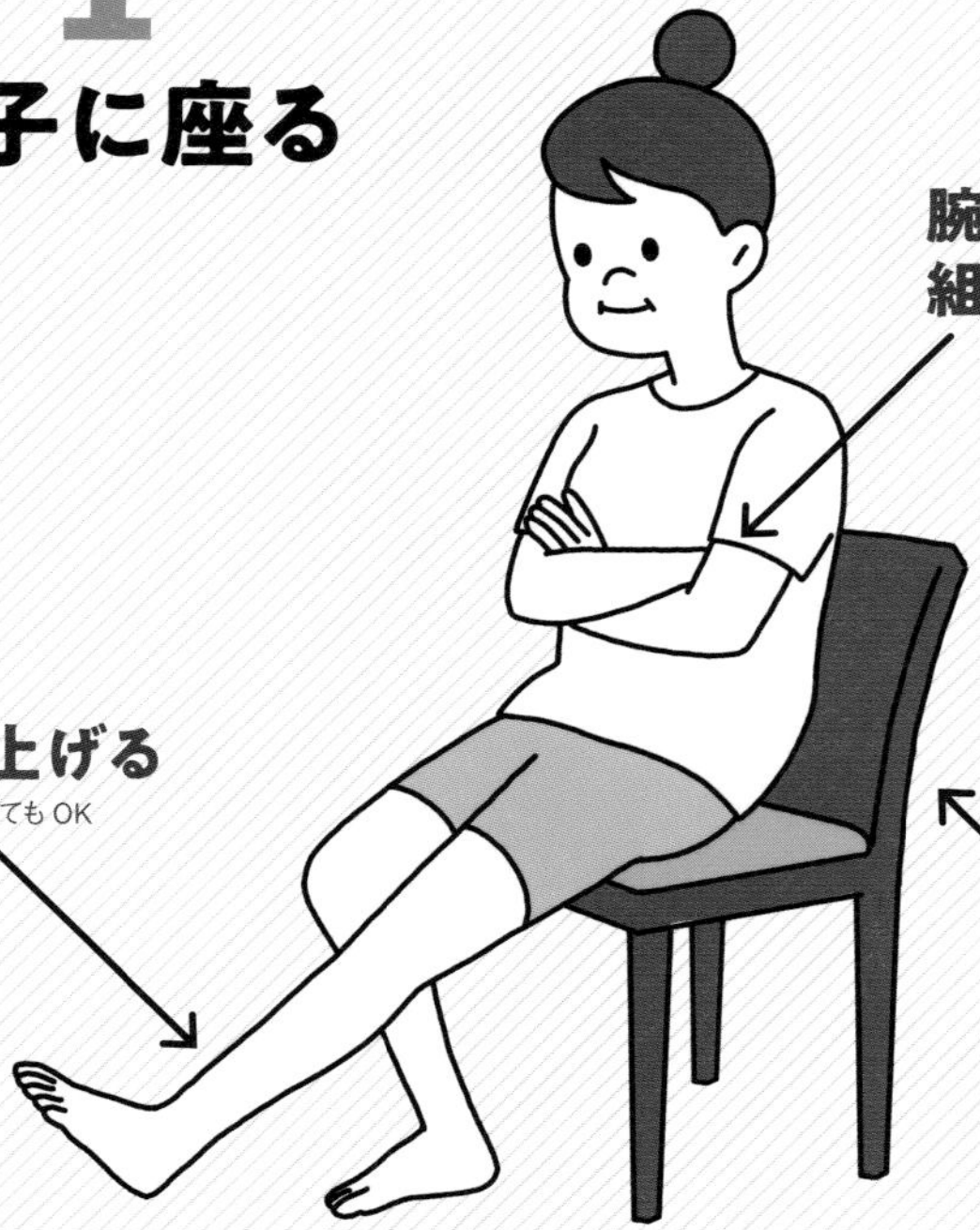
腕は胸の前で
組む
片足を上げる
※ひざは軽く曲げても OK
椅子の高さは
40cmを
目安にする

運動機能の低下だけでなく病気のリスクも高まる

全身の６割～７割を占める下半身の筋肉の衰えは、体に大きな影響を及します。筋力低下に伴う基礎代謝量の減少で太りやすい体質になるほか、バランス力が低下して転倒によるケガのリスクも高まります。さらに身体活動量が減ることにより、心疾患や脳血管疾患などの病気になる可能性も。筋力が衰えてきた人は、食生活の見直しや運動を行い、早めに対処しましょう。

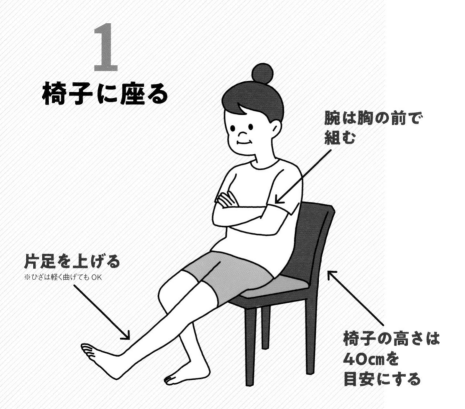

あなたの筋力はどのくらい？

片足で椅子から立ち上がれるかどうかで、筋力を確認してみま

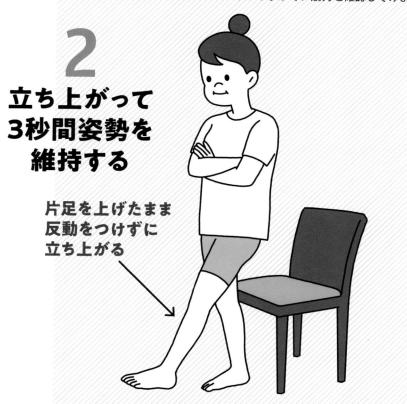

2
立ち上がって3秒間姿勢を維持する

片足を上げたまま
反動をつけずに
立ち上がる

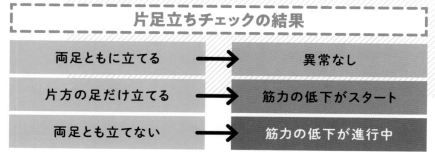

片足立ちチェックの結果

両足ともに立てる	→	異常なし
片方の足だけ立てる	→	筋力の低下がスタート
両足とも立てない	→	筋力の低下が進行中

自宅でできる
超簡単筋力アップ法①

体のなかでも大きな筋肉がある下半身を鍛えることで、効率よく代謝を上げることができます。ここで紹介するのはシンプルなスクワットですが、効果は絶大。ひざを伸ばしきらないことでしっかりと負荷がかかります。

内臓脂肪を落とす
スロースクワット

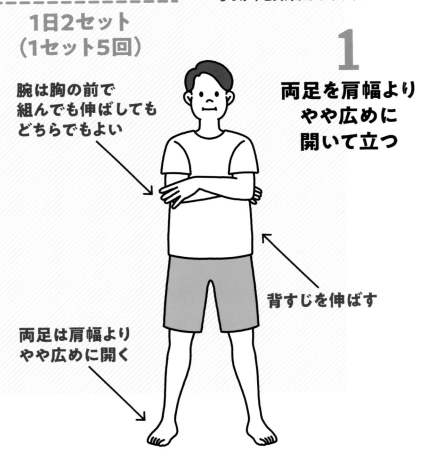

1日2セット
（1セット5回）

1

両足を肩幅より
やや広めに
開いて立つ

組んでも伸ばしても
どちらでもよい
背すじを伸ばす
両足は肩幅より

2

ひざが40度の角度になるまで曲げる

視線は
まっすぐ
前に向ける
背すじが
曲がらないようにする
40度

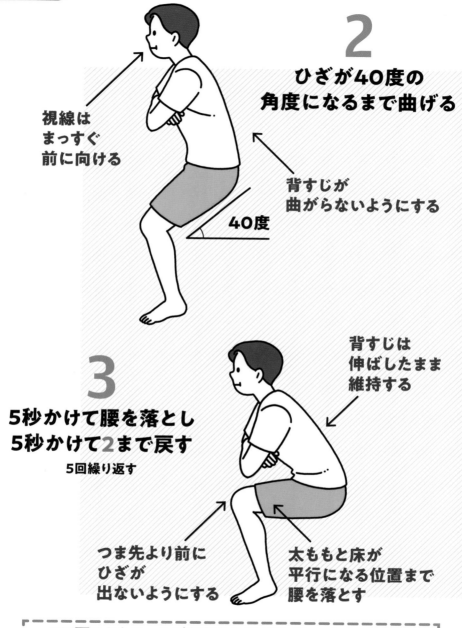

3

**5秒かけて腰を落とし
5秒かけて2まで戻す**

5回繰り返す

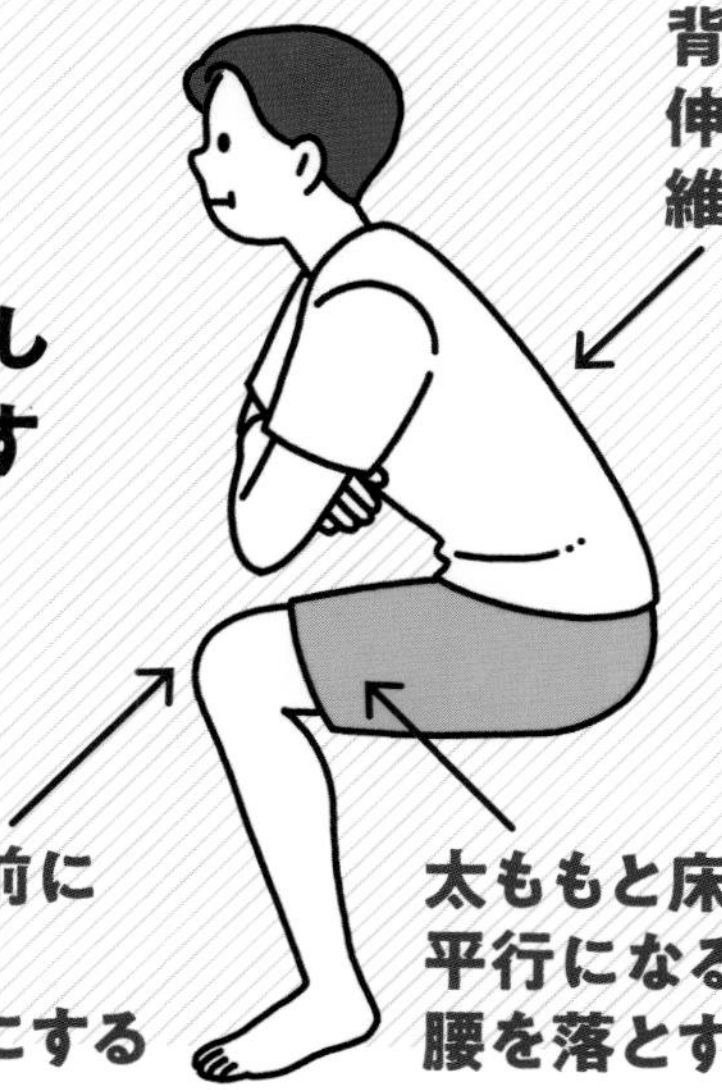

伸ばしたまま

つま先より前に

太ももと床が
平行になる位置まで
腰を落とす

2に戻るときは、ひざを完全に伸ばさず40度までにする

自宅でできる超簡単筋力アップ法②

足を持ち上げることで、お腹まわりや太ももを鍛えることができます。隙間時間でできる簡単なトレーニングなので、運動が苦手な人でも続けやすい！慣れてきたら回数やキープ時間を調整してやってみましょう。

椅子に座ったままできる足上げトレーニング

1日3~6セット（1セット60秒）

1
椅子に浅く座る

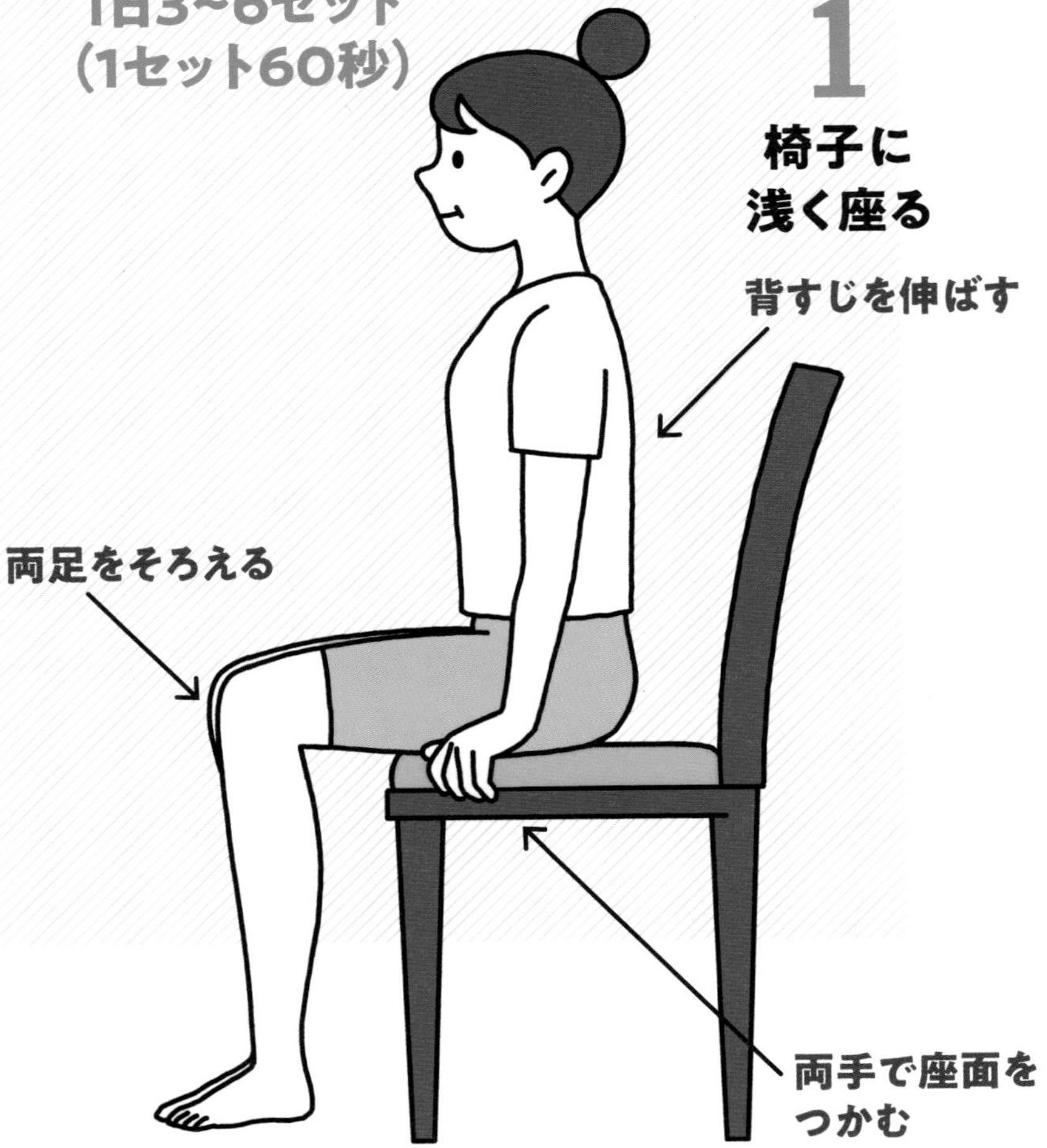
背すじを伸ばす
両足をそろえる
両手で座面をつかむ

キツイ人はこれでもOK!

足を上げるのがつらい人は、できるところまで上げてキープしましょう。キープする時間も60秒が難しい場合は、短い時間から徐々に延ばしていきましょう。

2

腰が90度の角度になるまで両足を上げてキープ

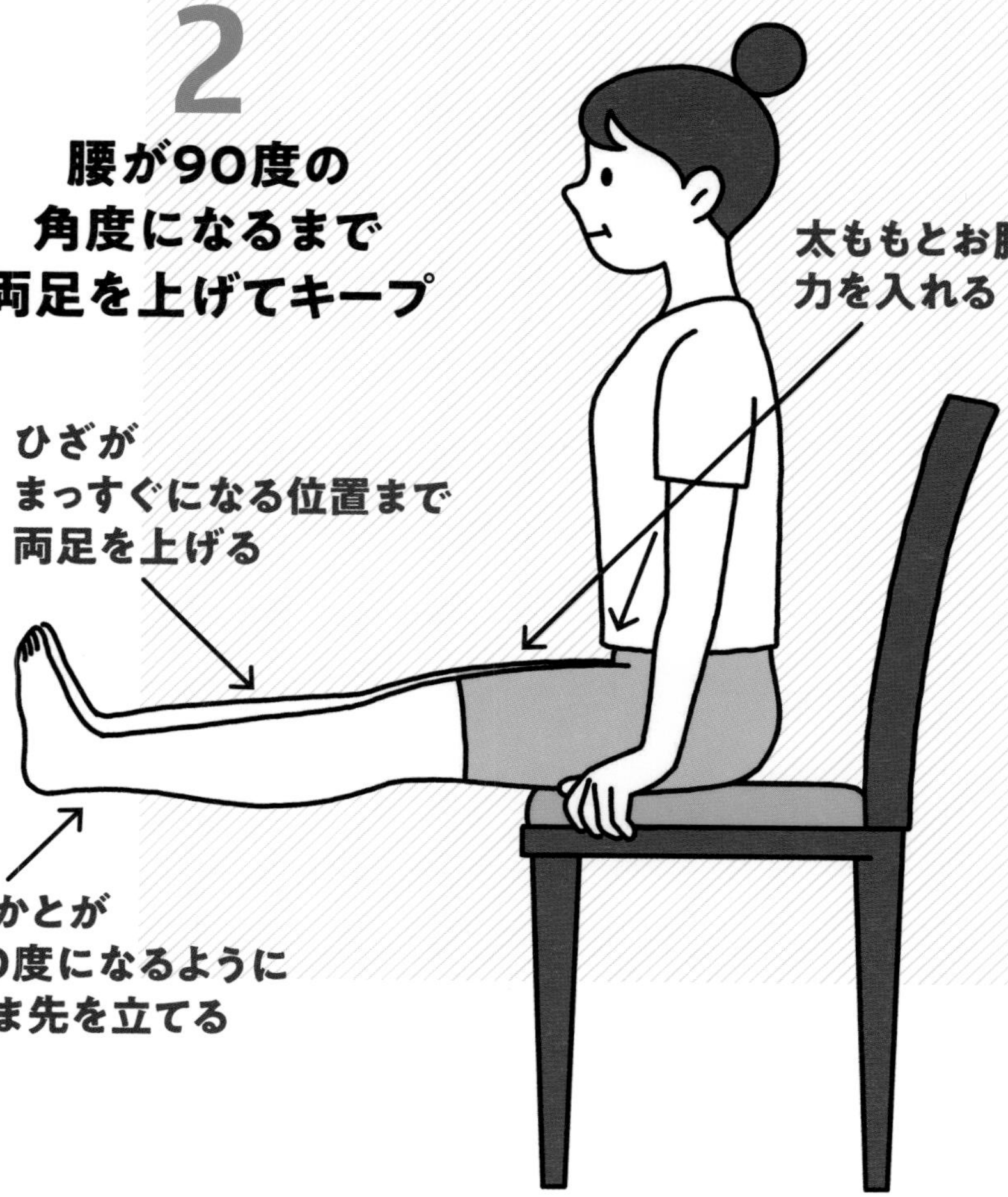
太ももとお腹に力を入れる
かかとが90度になるようにつま先を立てる

男女で違う 体重が落ちるタイミング

男性と女性ではつきやすい脂肪の種類が異なります。このことから同じタイミングで減量を始めても、成果が現れる時期には差があります。

つきやすい脂肪が違うため 痩せやすさに差が出る

一般的に男性は内臓脂肪、女性には皮下脂肪が多くつくといわれています。内臓脂肪と皮下脂肪は特性が異なるため、減量を始めると変化が現れるスピードに差が出ます。

具体的には、内臓脂肪は燃焼しやすいので、食事を改善すると約2ヶ月で体型の変化が見られます。一方、皮下脂肪は燃焼されにくいため、減量を始めてから成果が現れるまで約3ヶ月かかります。このことから、男性のほうが比較的スピーディーに減量が進むと考えられます。

なお、急激な減量は体調不良を招くだけでなく、リバウンドをしてかえって太ってしまうケースも。1ヶ月500グラムの減量を目安にし、健康的に脂肪を落としましょう。

皮下脂肪より内臓脂肪のほうが落ちやすい!

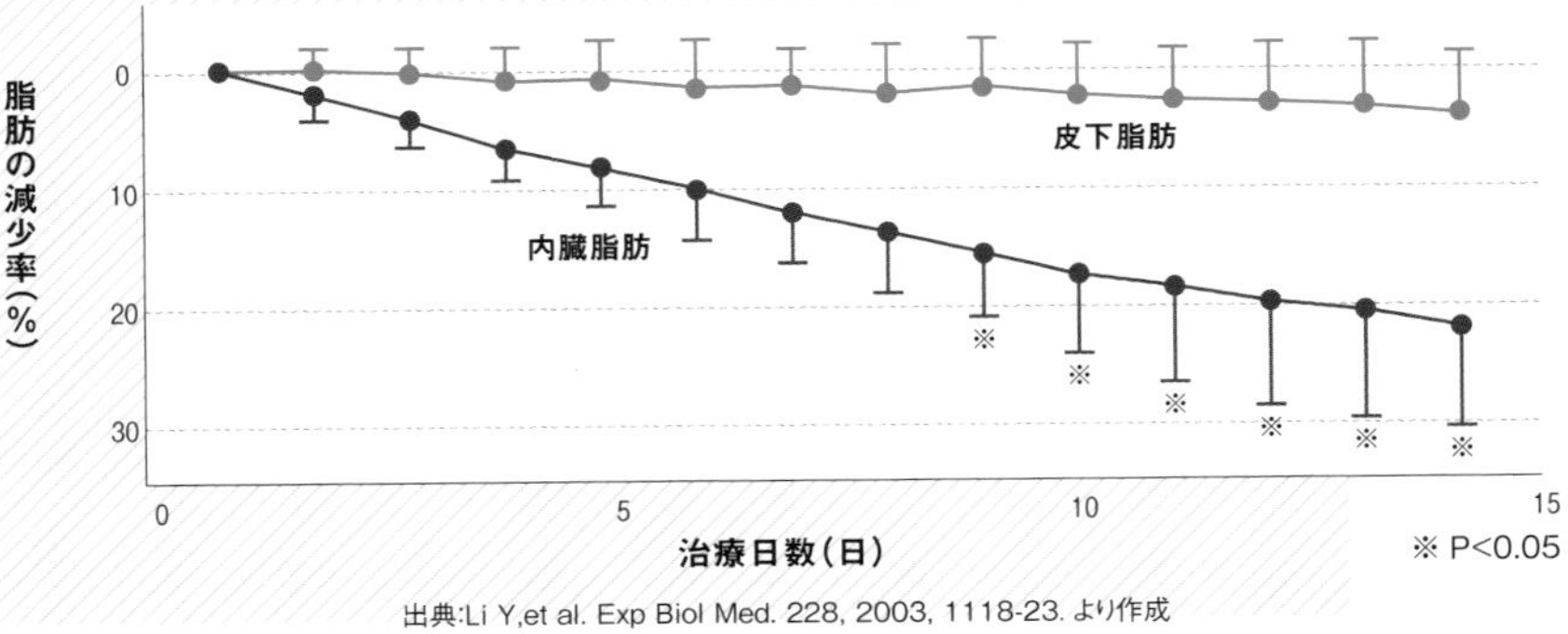

出典:Li Y,et al. Exp Biol Med. 228, 2003, 1118-23.より作成

治療を始めると、内臓脂肪は早い時期から減りますが、皮下脂肪はなかなか落ちにくいことがわかります。

脂肪が落ちるスピードは男女で差がある

女性は皮下脂肪をためやすい

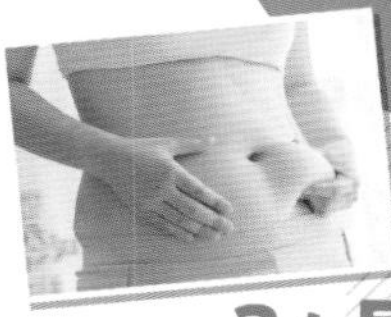

＝

3ヶ月目以降から変化

男性は内臓脂肪をためやすい

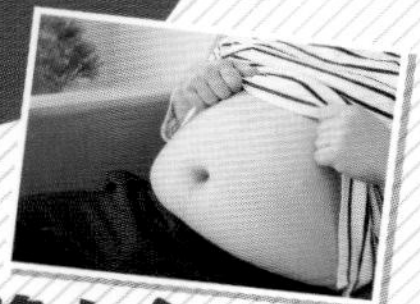

＝

2ヶ月目以降から変化

男性と女性ではつきやすい脂肪が異なるので、同じ時期に減量を始めても体型の変化が現れるまでに1ヶ月ほどの差があります。すべての人に当てはまるわけではありませんので、無理な減量はしないようにしましょう。

体重を落とす理想は1ヶ月で約－500g

糖質を約15%減らす

＝

1ヶ月で－500g

急激な食事制限は長い目で見ると脂肪がつきやすい体質になって太りやすくなるリスクがあります。普段の食事で摂取する糖質を約15%減らすだけで、体重を1ヶ月で約500g 落とすことができます。

どっち？

内臓脂肪を減らすためには、太らない食べ物・飲み物を選択することが重要です。ここでは主食、主菜、副菜、お酒、市販飲料などの食事ごとに内臓脂肪のつきやすさで○×で判定！毎日の食事を選ぶ際の参考にしてみてください。

○

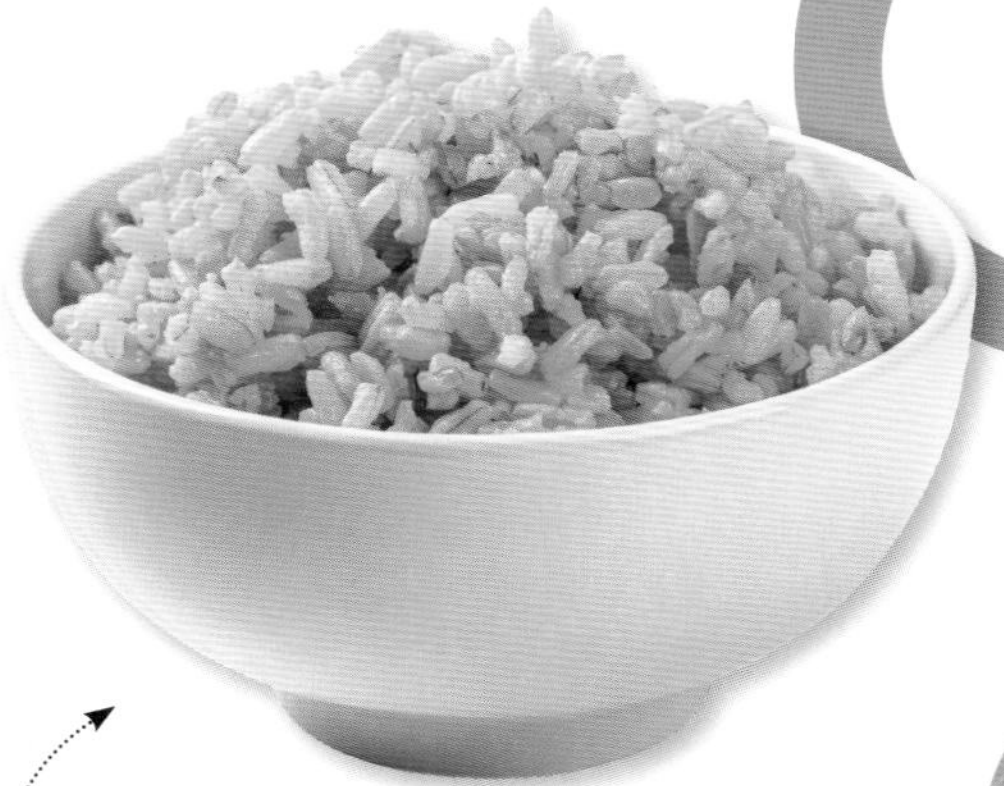

玄米

GI値 55

血糖値を上げにくい GI値の低い食品を選ぶべし

太りにくい食事をするためには、糖質の量だけでなく血糖値を上げにくい食品を選ぶことも重要です。血糖値の上がりやすさを示す値を「GI 値」といい、この数値が低い食品ほど糖の吸収が緩やかになり、血糖値の急上昇が起こりにくくなります。

これもおすすめ

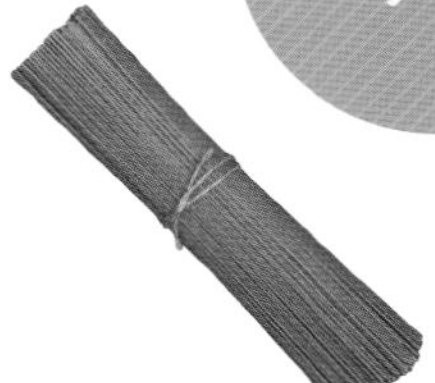

全粒粉パスタ

GI値 50

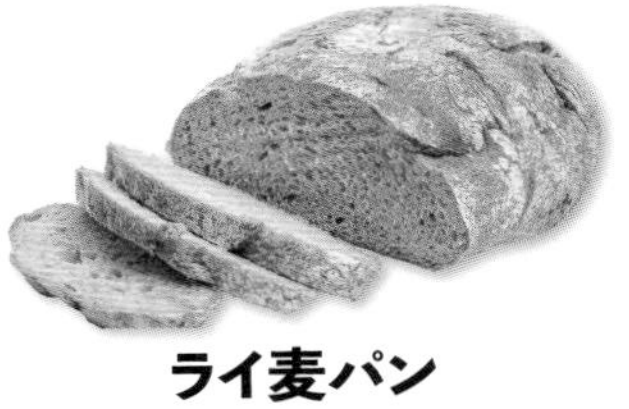

ライ麦パン

GI値 55

主食を 食べるなら

×

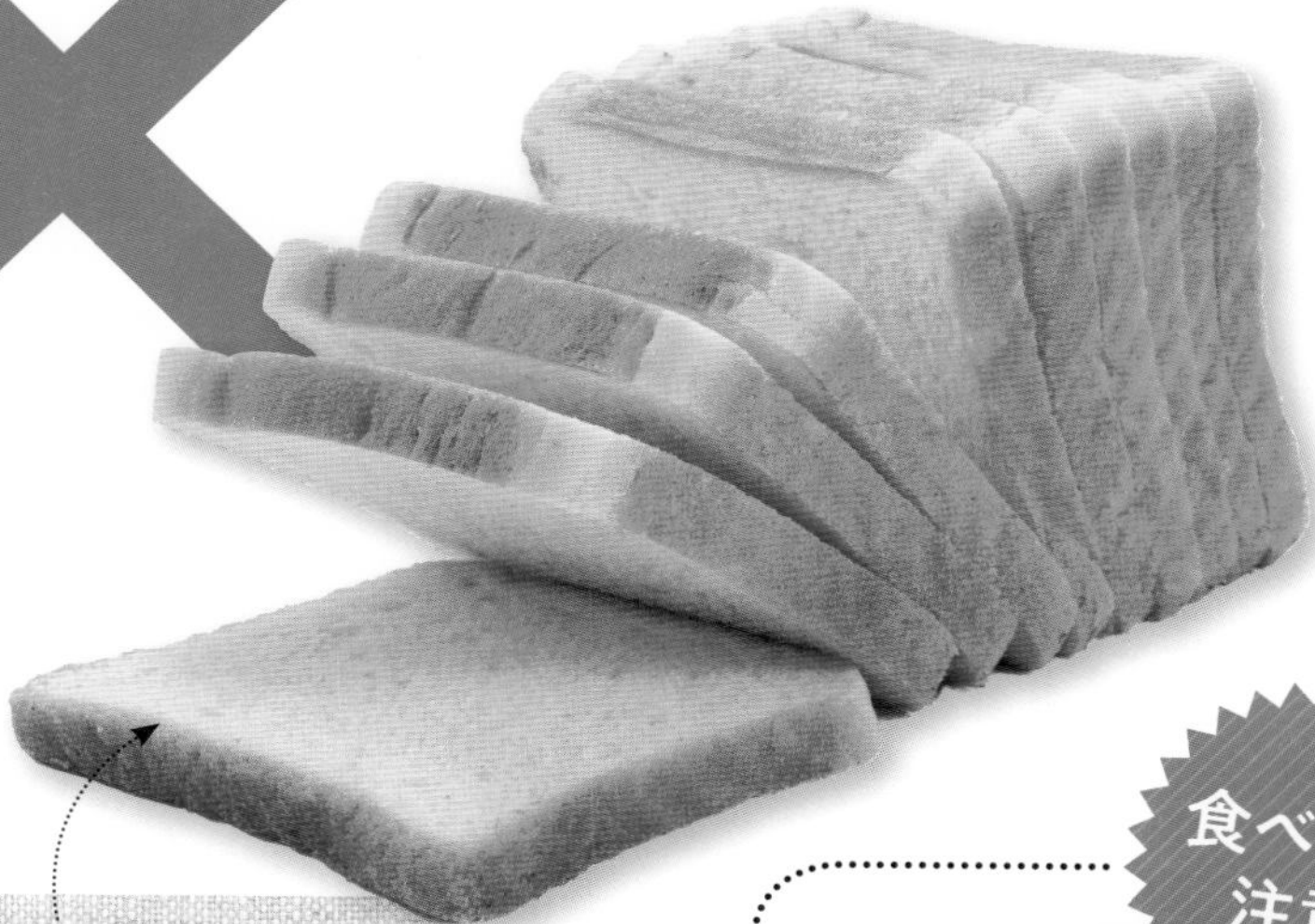

食パン
GI値 91

「白い炭水化物」には要注意！病気のリスクが上がる

精製した白米や小麦を使ったうどんなどの「白い炭水化物」は血糖値を上げやすく、病気のリスクを高めるといわれています。一方、麦芽や胚芽を残した玄米や全粒粉などは「茶色い炭水化物」と呼ばれ、栄養素が豊富で健康効果に期待がもてます。

食べ過ぎ注意！

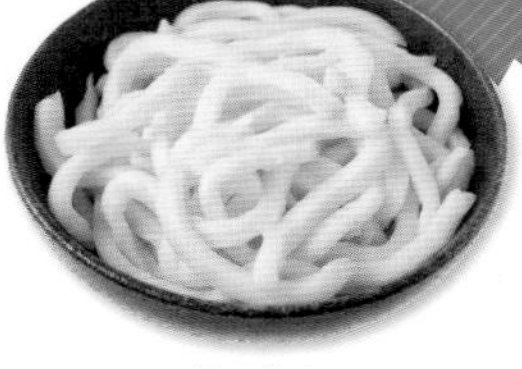

うどん
GI値 85

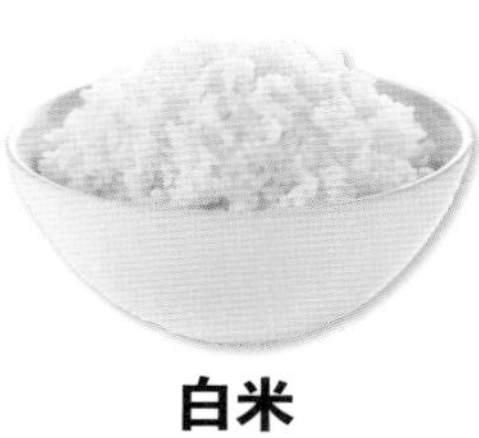

白米
GI値 88

※ GI 値や糖質量は目安として参考にしてください。使用する材料や調味料によって数値は異なります。

どっち？

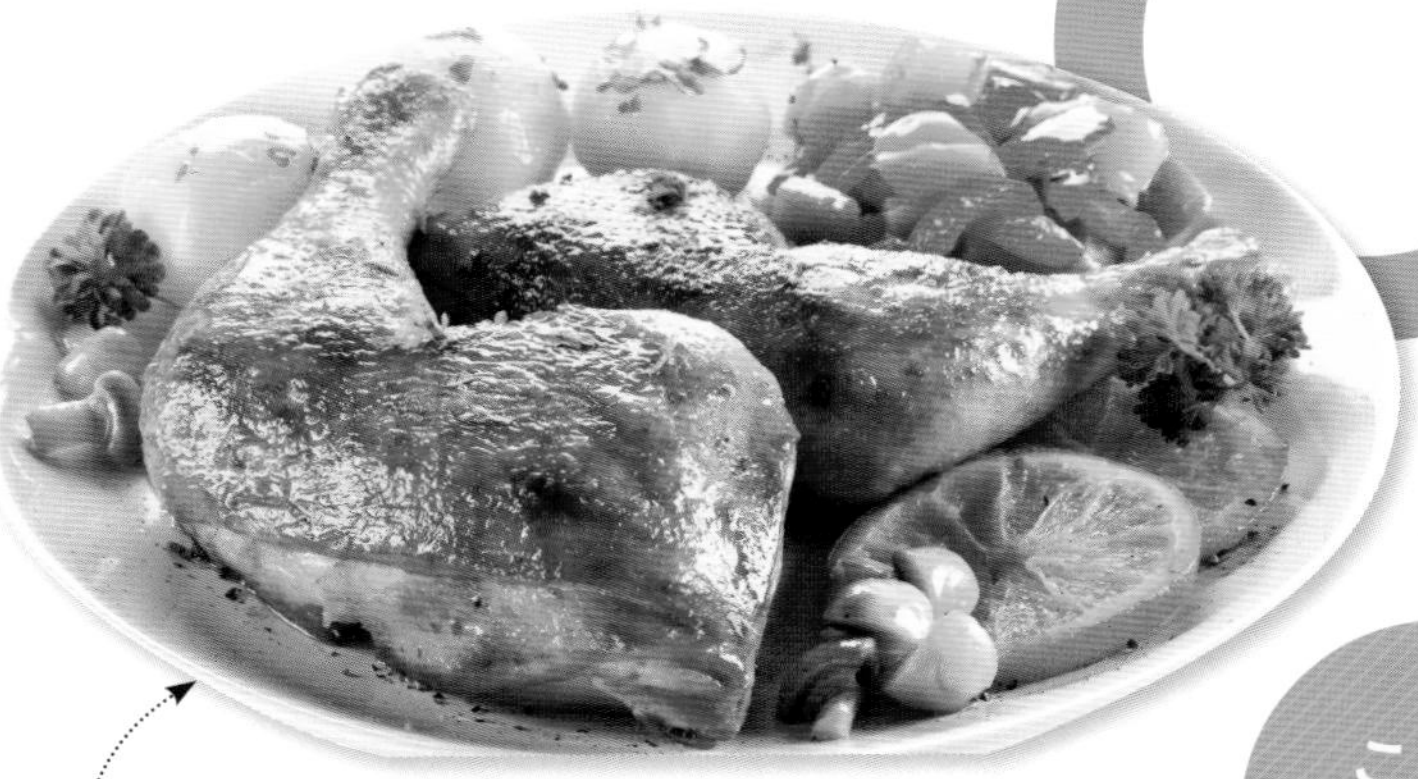

チキングリル

糖質0.5g（1人分あたり）

シンプルな味つけの肉や魚は積極的に食べてOK！

肉は太るのではと心配になるかもしれませんが、肉料理の糖質の多くはたれやソースに含まれています。そのため、シンプルな味つけのものであれば糖質を抑えることができます。また、焼き魚は糖質が低く、たんぱく質も豊富でおすすめです。

これもおすすめ

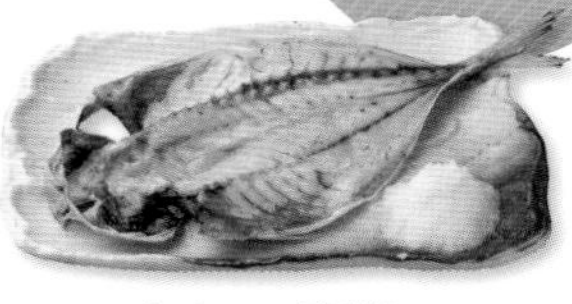

あじの開き

糖質0.1g（100gあたり）

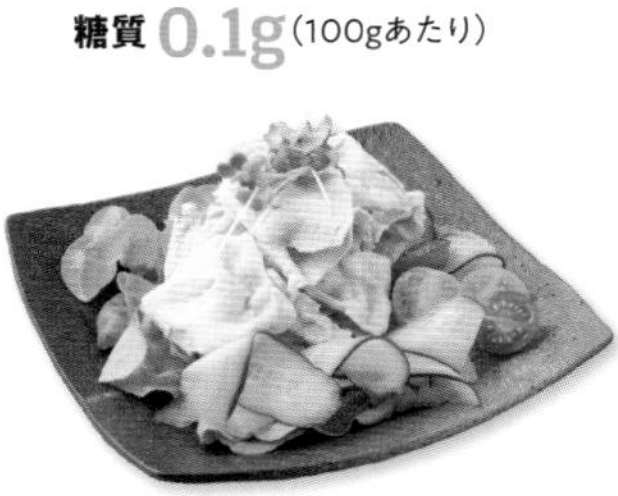

冷しゃぶ

糖質4.0g（100gあたり）

主菜を 食べるなら

×

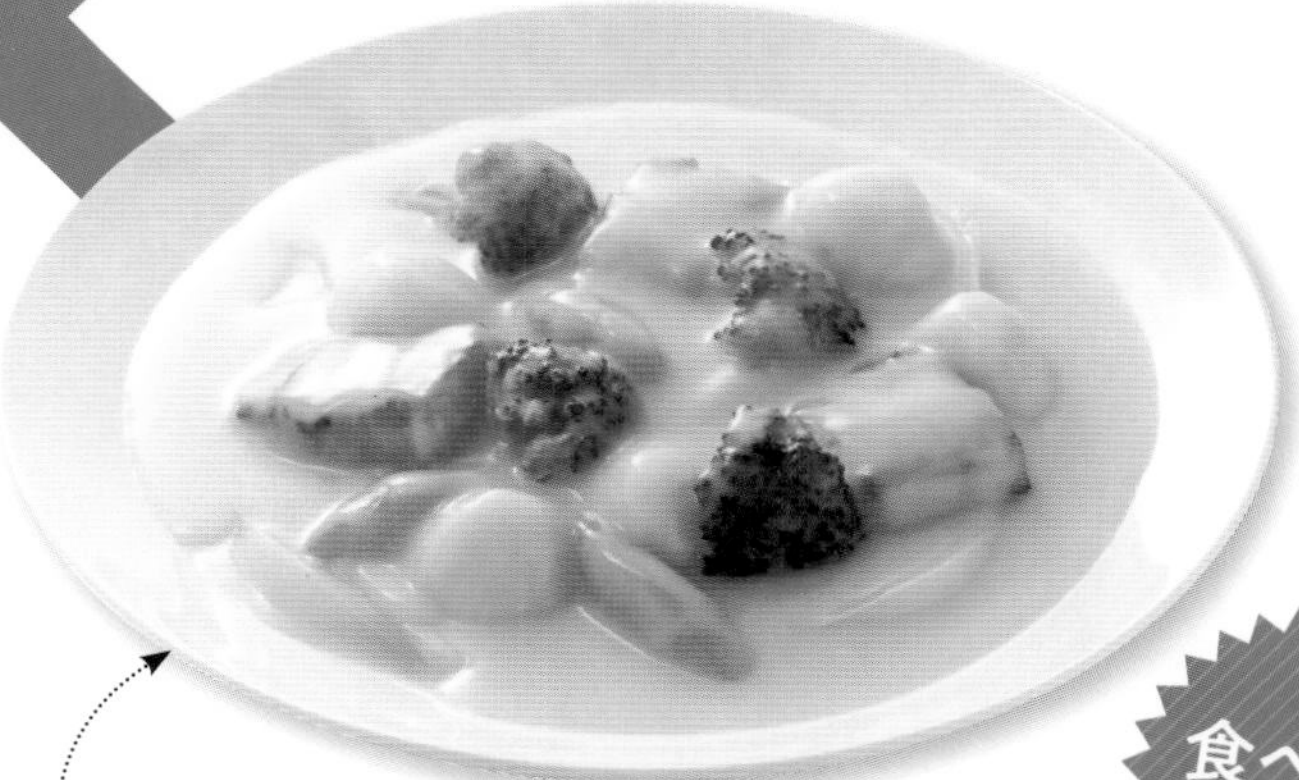

クリームシチュー
糖質 25.0g (1人分あたり)

野菜がたくさん入っていても糖質の量が多ければ太る

シチューは野菜や肉が入ってバランスのよい料理と思えますが、材料となるホワイトソースには小麦粉が使われており、意外と糖質は高めです。シチューのほかにもクリームコロッケやグラタンなど、ホワイトソースを使用したメニューは控えめにしましょう。

食べ過ぎ注意!

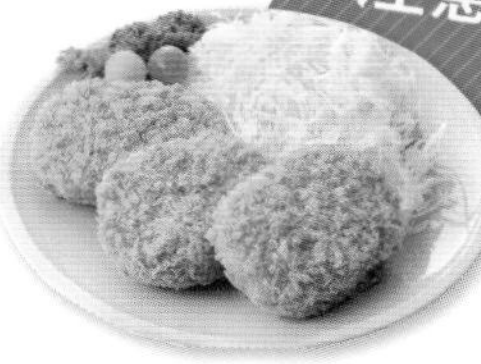

コロッケ
糖質 29.5g (1人分あたり)

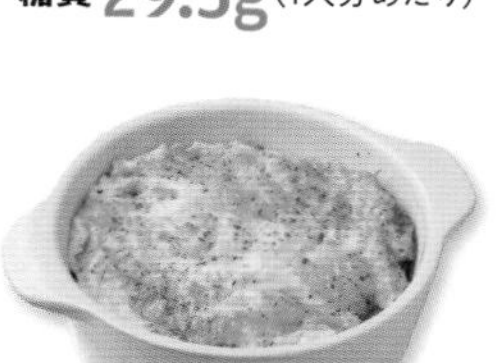

えびグラタン
糖質 22.4g (1人分あたり)

どっち？

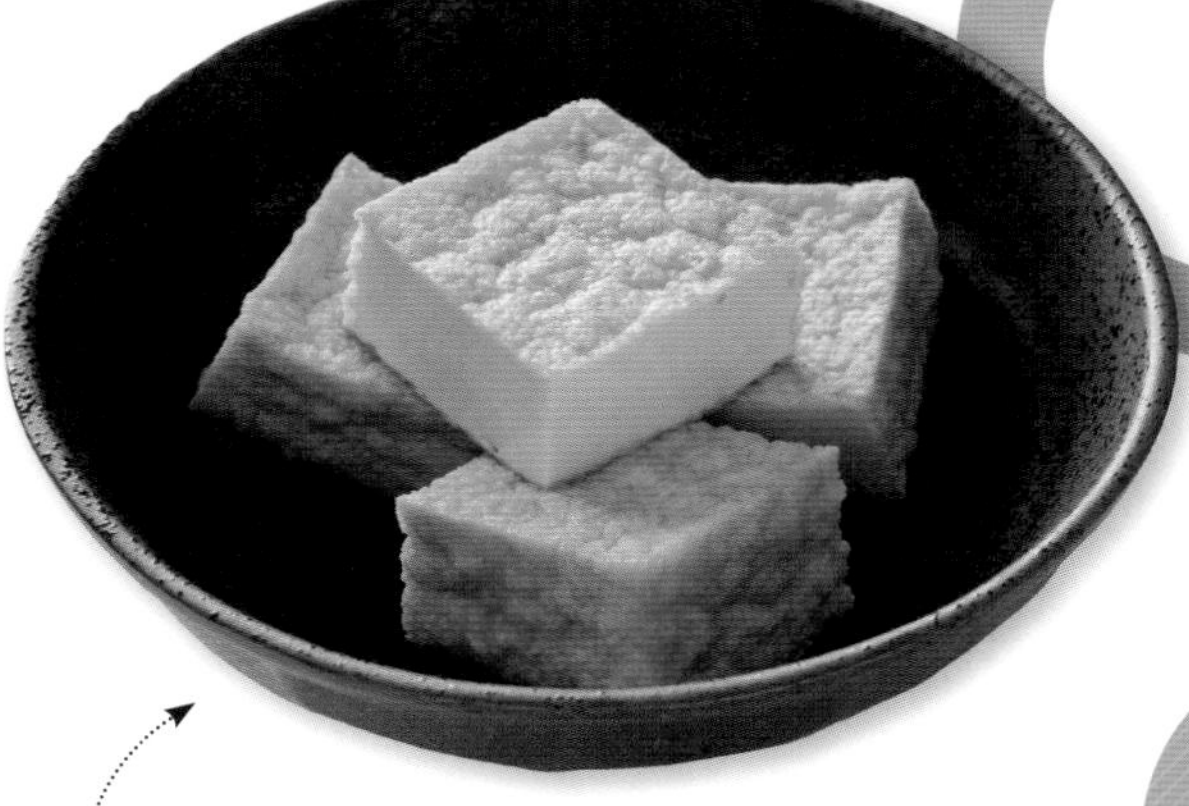

厚揚げ
糖質 0.1g（80gあたり）

これもおすすめ

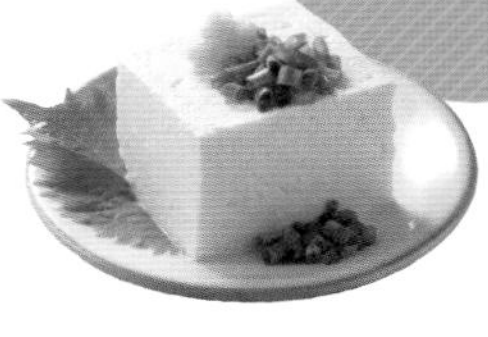

冷奴
糖質 1.1g（100gあたり）

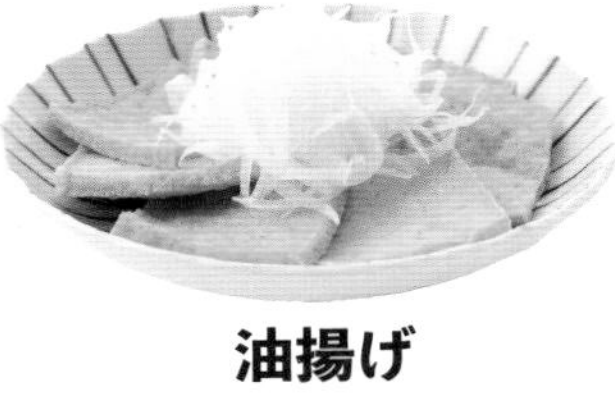

油揚げ
糖質 0.2g（15gあたり）

大豆製品を使った料理で脂を控えてたんぱく質をとる

たんぱく質には大きく動物性と植物性の2種類があり、大豆製品には植物性たんぱく質が含まれています。肉類に比べると脂質を気にする必要がなく、また食物繊維やカルシウムも豊富で、健康に役立つ栄養素を効率よく摂取することができます。

副菜を 食べるなら

×

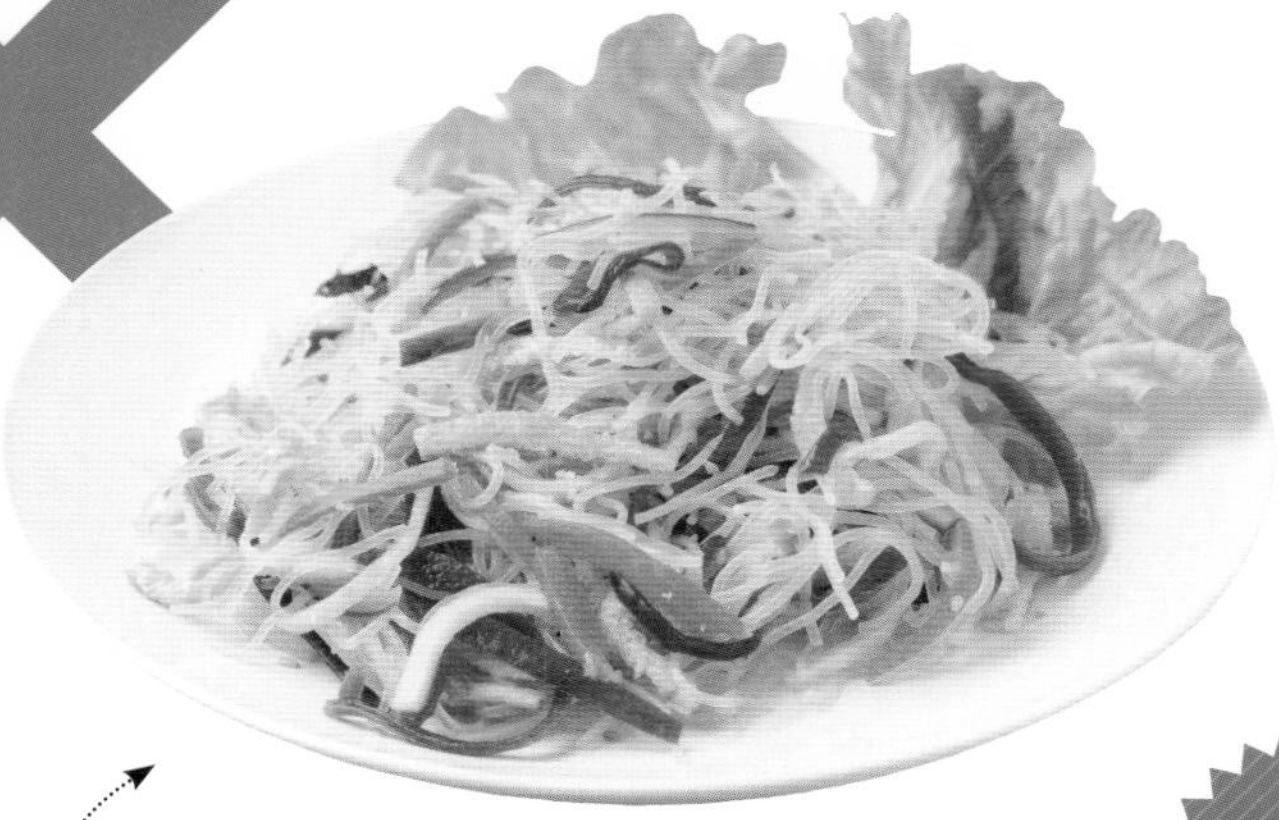

春雨サラダ

糖質 19.1g（100gあたり）

ヘルシーに感じても めん類に含まれる糖質に注意

一見、ヘルシーな印象の春雨ですが、原料となる緑豆のでんぷんには糖質が含まれるため、食べ過ぎには要注意。また同じく、めん状のビーフンの主な原料は米、そうめんは小麦粉です。食べるものを選ぶ際には原材料も確認するようにしましょう。

食べ過ぎ注意!

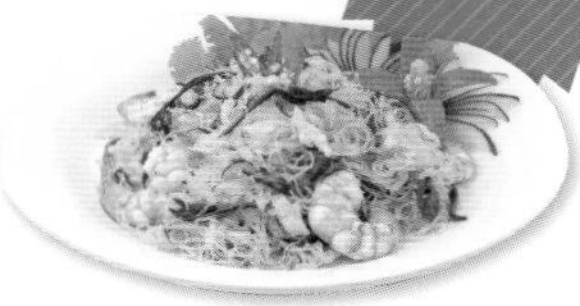

ビーフン

糖質 **79g**（100gあたり）

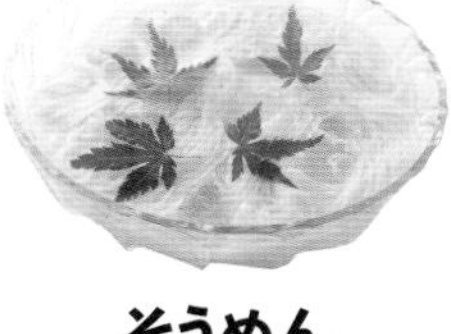

そうめん

糖質 **77.5g**（100gあたり）

どっち？

○

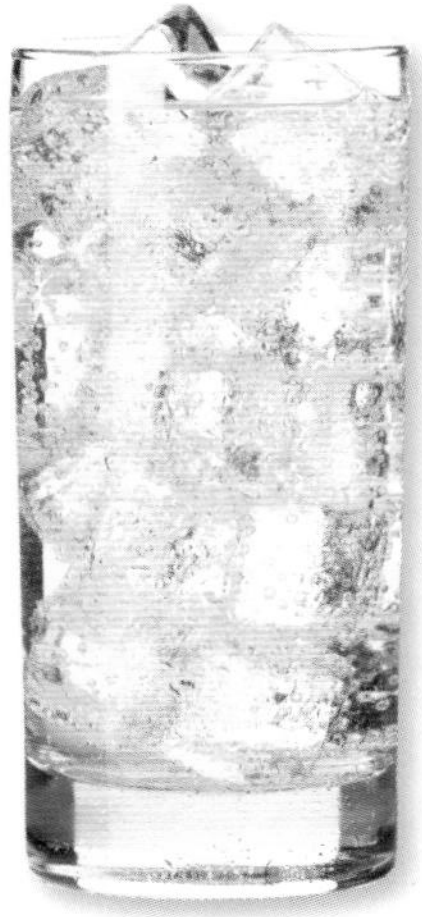

ハイボール

糖質 0g（350mlあたり）

蒸溜酒なら糖質0で安心！ダイエット中もガマンせずOK

醸造酒を蒸発させてつくる蒸溜酒は、過程で不純物が取り除かれるので糖質0。ウイスキーや焼酎、ブランデーなどがこれにあたります。ロックはもちろん水や無糖の炭酸で割れば糖質が加わることはないので、ダイエット中も安心して飲めます。

これもおすすめ

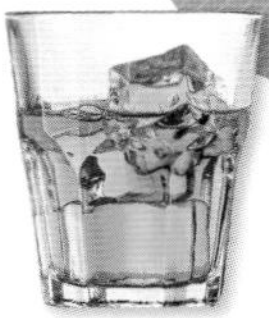

ウォッカ

糖質 0g（110mlあたり）

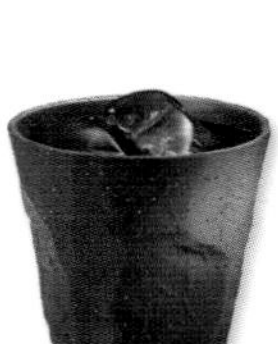

焼酎

糖質 0g（110mlあたり）

お酒を 飲むなら

×

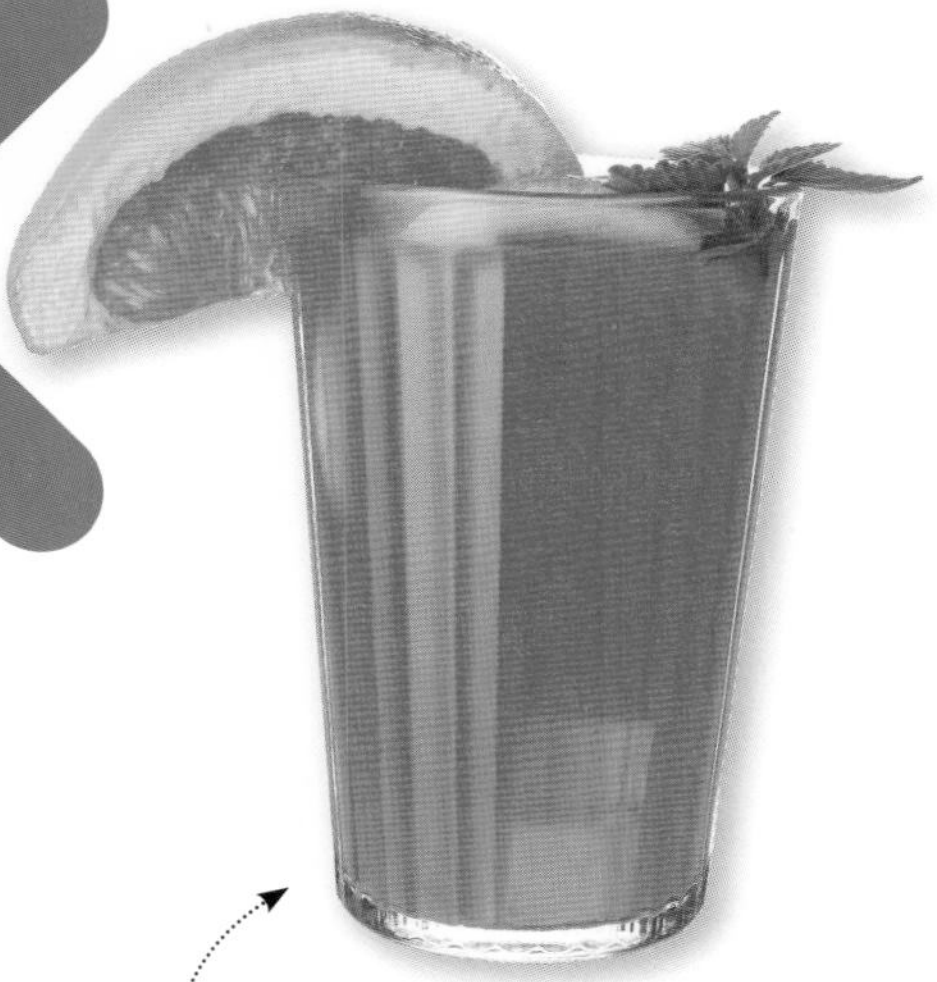

グレープフルーツサワー

糖質 13.6g (350mlあたり)

飲み過ぎ注意!

レモンサワー

糖質 14.0g (350mlあたり)

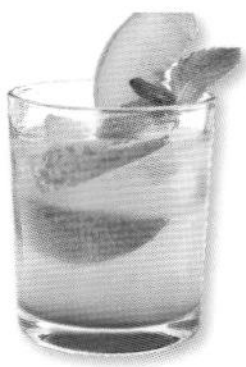

ももサワー

糖質 31.5g (350mlあたり)

アルコール×果糖は危険！飲み過ぎれば肝臓にダメージ

果汁の入ったお酒は甘くてつい飲み過ぎてしまいがちですが、果糖は糖質類のなかでも最も吸収スピードが速く、さらにアルコールの働きによって吸収が促進されてしまいます。肝臓への負担も大きく、脂肪をため込む体になってしまいます。

どっち？

○

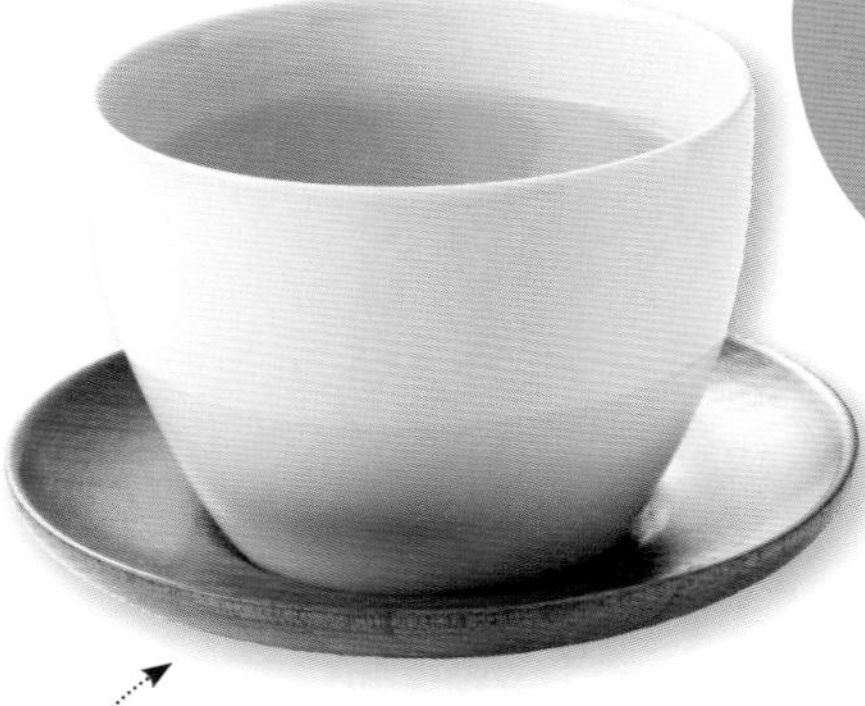

緑茶

糖質 0g（100mlあたり）

これもおすすめ

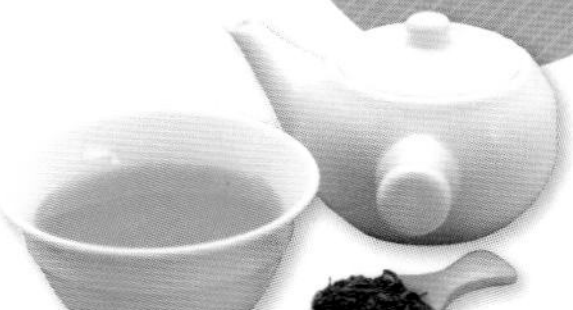

急須で飲む

↓

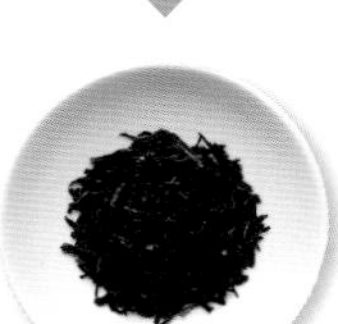

残った茶葉を食べる

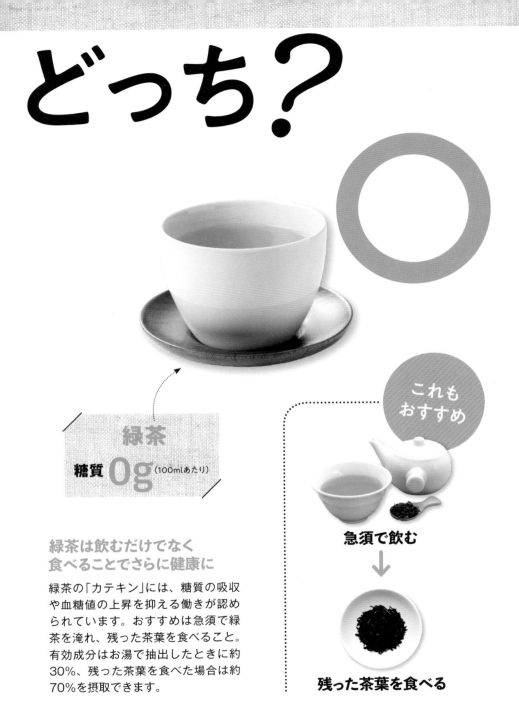

緑茶は飲むだけでなく食べることでさらに健康に

緑茶の「カテキン」には、糖質の吸収や血糖値の上昇を抑える働きが認められています。おすすめは急須で緑茶を淹れ、残った茶葉を食べること。有効成分はお湯で抽出したときに約30%、残った茶葉を食べた場合は約70%を摂取できます。

市販飲料を 飲むなら ×

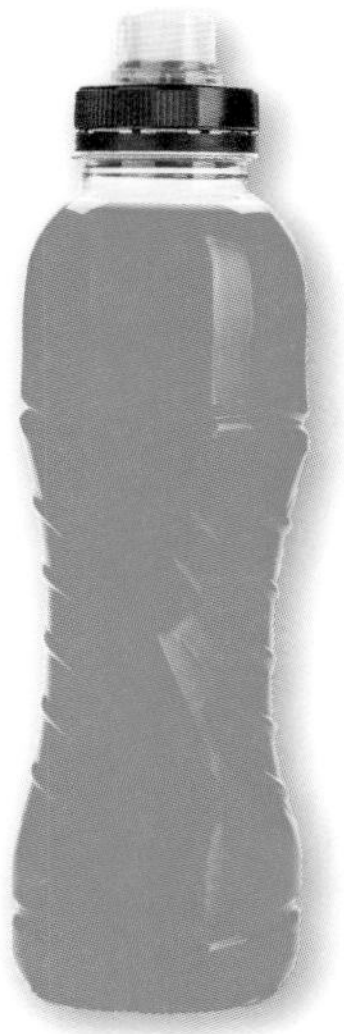

スポーツドリンク
糖質 23.5g (500mlあたり)

健康のために飲んでいても糖質が多いと逆効果に

スポーツドリンクは糖質が多く、運動をしている人が飲んでも糖質過多になっている可能性があります。また、健康のために飲んでいるフルーツジュースやヨーグルトドリンクなどに含まれる糖質が、痩せない原因になっているかもしれません。

飲み過ぎ注意!

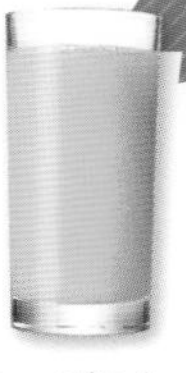

オレンジジュース
糖質 21.0g (200mlあたり)

ヨーグルトドリンク
糖質 24.4g (200mlあたり)

監修

栗原クリニック東京・日本橋院長　**栗原 毅（くりはら・たけし）**

1951年、新潟県生まれ。北里大学医学部卒業。前東京女子医科大学教授、前慶応義塾大学特任教授。現在は栗原クリニック東京・日本橋院長を務める。日本肝臓学会専門医。治療だけでなく予防にも力を入れている。血液サラサラの提唱者のひとり。『眠れなくなるほど面白い 図解 肝臓の話』（日本文芸社）をはじめ、著書・監修書多数。

【参考文献】

『中性脂肪を自力でみるみる下げるコツ』（河出書房新社）
『内臓脂肪はチョコレートで落ちる！』（アントレックス）
『ズボラでも中性脂肪・コレステロールは下げられる！』（宝島社）
『ズボラでもラクラク! 1週間で脂肪肝はスッキリよくなる』（三笠書房）
『医者が教える 体にいい酒の飲み方』（宝島社）
『眠れなくなるほど面白い 図解 内臓脂肪の話』（日本文芸社）
※このほかにも、多くの書籍やWebサイトを参考にしております。

BOOK STAFF

編集
森田有紀（オフィスアビ）

編集協力
佐々木彩夏

イラスト
小田島カヨ（P6、P78-83）

カバーイラスト
大下哲郎（I'll products）

装丁・デザイン
岡村一輝、森田篤成、谷村凪沙
（I'll products）

ストレス0《ゼロ》!で 内《ない》臓《ぞう》脂《し》肪《ぼう》が落《お》ちる食《た》べ方《かた》

2021年10月10日　第1刷発行

監修者　栗原《くりはら》 毅《たけし》
発行者　吉田芳史
印刷・製本所　図書印刷株式会社
発行所　株式会社日本文芸社
〒135-0001
東京都江東区毛利2-10-18
OCMビル
TEL 03-5638-1660 [代表]

内容に関するお問い合わせは、小社ウェブサイトお問い合わせフォームまでお願いいたします。
URL　https://www.nihonbungeisha.co.jp/

Printed in Japan　112210927-112210927Ⓝ01　(240089)
ISBN 978-4-537-21930-2

【お問い合わせ先】
アサヒグループ食品株式会社　0120-630-611
https://www.asahi-gf.co.jp/
大塚製薬株式会社 ☎0120-550-708
https://www.otsuka.co.jp/
株式会社伊藤園 https://www.itoen.jp/
株式会社明治　0120-041-082
https://www.meiji.co.jp/
サントリー食品インターナショナル株式会社
0120-139-320
https://www.suntory.co.jp/softdrink/
サントリースピリッツ株式会社　0120-139-310
https://www.suntory.co.jp/
森永製菓株式会社　0120-560-162
https://www.morinaga.co.jp/

編集担当：上原